ESQUISSE

DE LA

TOPOGRAPHIE MÉDICALE

DE LA

PLAINE DU FOREZ

PAR F. POYET, D. M. P.

Médecin cantonal honoraire, Médecin en chef de l'hôpital de Feurs,
Médecin de l'administration du chemin de fer,
Membre titulaire de la Société de médecine de Saint-Etienne et de la Loire, etc.

Scribo hœc in aere Fori Segusiavorum.

PUBLIÉ IN EXTENSO DANS LE COMPTE-RENDU DE LA XXIXe SESSION DU CONGRÈS SCIENTIFIQUE DE FRANCE ET DANS LES ANNALES DE LA SOCIÉTÉ DE MÉDECINE DE SAINT-ÉTIENNE ET DE LA LOIRE.

SAINT-ÉTIENNE

IMPRIMERIE DE Ve THÉOLIER AINÉ ET Ce

PLACE DE L'HÔTEL-DE-VILLE.

1863

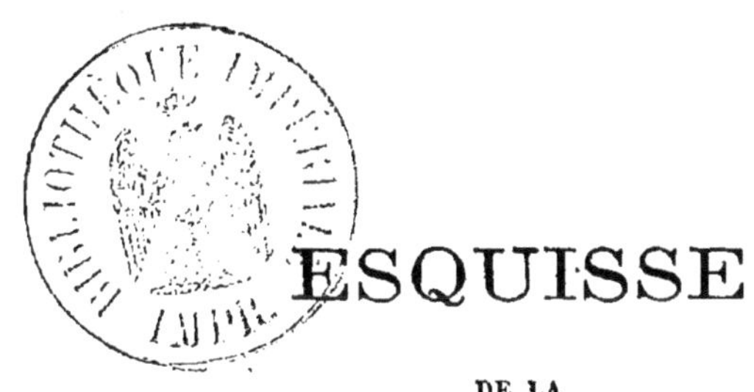

ESQUISSE

DE LA

TOPOGRAPHIE MÉDICALE

DE LA

PLAINE DU FOREZ

PAR F. POYET, D. M. P.

Médecin cantonal honoraire, Médecin en chef de l'hôpital de Feurs,
Médecin de l'administration du chemin de fer,
Membre titulaire de la Société de médecine de Saint-Etienne et de la Loire, etc.

Scribo hæc in aere Fori Segusiavorum.

PUBLIÉ IN EXTENSO DANS LE COMPTE-RENDU DE LA XXIXe SESSION DU CONGRÈS SCIENTIFIQUE DE FRANCE ET DANS LES ANNALES DE LA SOCIÉTÉ DE SAINT-ÉTIENNE ET DE LA LOIRE.

SAINT-ÉTIENNE
IMPRIMERIE DE Ve THÉOLIER AINÉ ET Ce
PLACE DE L'HÔTEL-DE-VILLE.

—

1863

AVANT-PROPOS

Lors de notre début dans la médecine pratique à Feurs, presque au centre de la plaine du Forez, adepte fidèle des idées hippocratiques, nous nous sommes inspiré des sages préceptes du père de la médecine énoncés dans son *Traité*, des airs, des eaux et des lieux de la manière suivante :

« Ainsi, la première chose que doit faire un médecin, en arrivant dans une ville qu'il ne connait point, c'est d'examiner avec soin son exposition par rapport aux vents et au différent lever et coucher du soleil.... C'est avec la même attention qu'il doit examiner les eaux dont les habitants font usage.... Il doit de plus considérer si le sol est nu et sec, ou couvert d'arbres et humide, s'il est enfoncé et brûlé par des chaleurs étouffantes, ou si c'est un lieu élevé et froid. Il doit enfin examiner le genre de vie et le régime auquel les habitants se plaisent davantage; savoir s'ils sont grands buveurs et grands mangeurs, et en même temps adonnés à la paresse, ou s'ils aiment au contraire le travail et l'exercice... Le médecin qui sera instruit de toutes ces circonstances, ou du moins de la plupart d'elles, sera en état de bien connaître la nature des maladies qui sont particulières à la ville où il arrive pour la première fois, ou qui sont communes à tous les pays; de manière qu'il ne sera jamais embarrassé dans leur traitement, ni exposé aux erreurs que doivent naturellement commettre ceux qui négligent ces connaissances préliminaires, etc., etc. »

Bien convaincu que nous faisions de la médecine dans une contrée exceptionnelle, nous avons toujours cherché à nous éclairer en méditant les traités les plus récents sur la pathologie des contrées marécageuses où les fièvres intermittentes sont endémiques comme dans la plaine du Forez. Nous avons étudié d'une manière particulière les ouvrages suivants : *Histoire médicale* des marais de Montfalcon; *Essai sur les fièvres* rémittentes et intermittentes des pays marécageux tempérés, par Nepple; les articles du *Dictionnaire* en 30 volumes, où Littré traite des fièvres intermittentes; l'article du *Compendium de médecine pratique*, où la fièvre intermittente est longuement traitée; la *Pathologie* de Joseph Frank; le *Traité des fièvres intermittentes* de Bonnet de Bordeaux; le *Traité des fièvres intermittentes* de Boudin; la brochure sur l'*origine* miasmatique des fièvres endémo-épidémiques de Félix Jacquot; le *Traité de pathologie interne et de thérapie médicale* de Gintrac; le *Traité d'hygiène* de Michel Levy; le *Cours d'hygiène* de Fleury; *Puvis*, *Lamairesse* sur les étangs; les articles spéciaux sur l'*assainissement* de la plaine du Forez; la *Statistique du département de la Loire* par Duplessy; etc.

Nous trouvant sur un sol qui imprime un cachet particulier aux diverses affections qui réclament les secours du médecin, nous avons conçu dès notre début un plan de topographie médicale de notre contrée. Pendant bien des années nous avons été arrêté par la question géologique, faisant partie d'une science toute récente, hérissée de difficultés nombreuses, exigeant des connaissances presque universelles. Fort heureusement pour nous, M. Gruner a publié une savante description géologique et minéralogique du département de la Loire. Nous lui avons emprunté et ses idées et son style pour tout ce qui concerne la plaine du Forez, n'espérant pas faire mieux.

Alors, coordonnant nos observations particulières avec les dires des divers auteurs que nous venons de citer, nous avons essayé d'esquisser la topographie médicale de la plaine que nous habitons, dans l'unique but de planter quelques jalons qui pourront être de quelque utilité aux praticiens qui viendront exercer l'art de guérir dans cette localité.

Nous allons passer en revue, le sous-sol, le sol avec ses productions, ses cours d'eau, ses étangs, son atmosphère, ses habitants étudiés au physique et au moral, les maladies qui leur sont propres, le traitement qui leur convient et nous terminerons en indiquant les moyens de prophylaxie, et d'assainissement de la contrée.

Nous avons cité le plus grand nombre des auteurs chez lesquels nous avons pris des données pour notre travail, si quelques uns ont été oubliés et qu'ils rencontrent dans notre rédaction une idée qui leur appartienne, nous sommes prêts à confesser le larcin que nous aurions commis dans l'intérêt de l'humanité.

Ce petit mémoire rédigé d'après des notes prises *inter tœdia et labores* pendant une période de quinze années, laisse beaucoup à désirer au point de vue littéraire, mais nous espérons nous concilier la bienveillance de nos lecteurs par quelques aperçus importants au point de vue de la médecine pratique de notre contrée.

—

ESQUISSE DE LA TOPOGRAPHIE MÉDICALE

DE LA

PLAINE DU FOREZ

Scribo hæc in aere Fori Segusiavorum.

La plaine du Forez a la forme d'un bassin elliptique, dont le grand axe, dirigé du sud-est au nord-ouest, aurait 40 kilomètres et l'axe transversal, de Boën à Salt-en-Donzy, 22 kilomètres.

Elle est bornée à l'est par le groupe des montages du Beaujolais, à l'ouest par la chaîne du Forez qui sépare le département de la Loire de l'Auvergne, et au nord par le plateau de Neulise qui la sépare de la plaine de Roanne.

Elle est située entre le 45me et le 46me degré de latitude et le 1°,15′ de longitude du méridien de Paris.

Son altitude moyenne est de 370 mètres.

La Loire, sortant au-dessus de Saint-Rambert de son défilé dans le plateau de Saint-Etienne, parcourt, en serpentant du sud au nord, la plaine du Forez, avec une pente de 50 mètres pour 40 kilomètres, jusqu'à son entrée audessous de Balbigny, dans le défilé du plateau de Neulise. Ce fleuve la divise en deux parties inégales, deux tiers sur la rive gauche et un tiers sur la rive droite. Des bords du fleuve le terrain s'élève à l'est et à l'ouest jusqu'au pied des montagnes qui forment l'enceinte. La pente moyenne est de 0^{m},004 à 0^{m},006 par mètre. Dans la partie qui longe le côté est de la

Loire, l'inclinaison transversale est assez uniformément graduée, mais il n'en est pas de même de la partie qui se trouve située sur la rive gauche du fleuve, les accidents de terrains forment deux bassins secondaires qui sont ceux du Lignon et de la rivière d'Aix.

Sur la même rive aboutissent : 1° le Bonson, venant de Saint-Bonnet-le-Château et se jetant dans la Loire au pont d'Andrézieux en face de l'embouchure du Furens ; 2° la Mare, venant de Saint-Jean-Soleymieux et coulant dans la Loire en face de Montrond. Nous confondons les bassins de ces deux rivières avec celui de la Loire au point de vue de la salubrité.

Sur la rive droite du fleuve on trouve les rivières suivantes : le Furens, la Coize, l'Anzieu, la Toranche, le Garollet, la Loize, le Bernand, qui sont de peu d'importance au point de vue de la topographie médicale.

CONSTITUTION GÉOLOGIQUE DE LA PLAINE DU FOREZ.

La plaine du Forez appartient à la période tertiaire, c'est-à-dire à l'époque moderne de la formation du globe.

Le terrain tertiaire se trouve dans une grande étendue recouvert par des alluvions anciennes (diluvium), période quartenaire, et les alluvions modernes appartenant à l'ère historique.

Le terrain tertiaire doit reposer sur les terrains anciens ou primitifs (gueiss et granites) qui forment en grande partie les montagnes du Beaujolais et du Forez.

Il se divise en trois étages dont l'étendue superficielle s'accroît de bas en haut, tandis que leur puissance varie en sens inverse. Tous ces étages ont une direction horizontale.

Etage inférieur. — L'étage inférieur n'est visible nulle part, son existence n'a pu être constatée que par le sondage pratiqué dans la plaine de Roanne en 1845 et 1846; l'époque de sa formation doit remonter à celle où le plateau central de la France s'abaisse, au moins sur certains points, en produisant divers lacs isolés et d'une faible étendue, où se déposent des arkoses avec des débris organiques correspondant au commencement de la formation des terrains à nummulithes, puis des argiles bigarrées avec de très rares coquilles lacustres.

Aucun travail n'a fait connaître la puissance et la nature des parties inférieures du bassin de Feurs, mais il est probable qu'elles ne diffèrent pas sensiblement de celles du bassin de Roanne.

Etage moyen. — A la même époque commence l'étage moyen qui occupe le fond et, jusqu'à mi-coteau, le flanc de la plupart des vallées transversales de la partie ouest de la plaine. En approchant de la Loire il se perd sous les alluvions et au voisinage des bords de ce fleuve on le voit se continuer sous le cailloutis tertiaire supérieur, lequel couronne spécialement toutes les hauteurs de la plaine, jusqu'à la cote de 360 mètres. Toutes les assises de cet étage moyen sont à peu près horizontales, sauf un abaissement parallèle à la pente du fleuve.

L'étage moyen se compose principalement d'argiles blanches ou vertes, entremêlés de quelques bancs plus ou moins sableux, dont la teinte varie du blanc au rouge; mais les sables, proprement dit, y sont rares et n'y prédominent jamais. A ce point de vue, il relie en quelque sorte, d'une manière graduelle, les argiles bigarrées inférieures aux sables graveleux supérieurs. Du reste, à tous les niveaux, les dépôts tertiaires de la plaine sont plus fins vers le centre du bassin que sur les bords. Cela est vrai en particulier pour l'étage supérieur, mais se vérifie aussi dans l'étage moyen, où les argiles sont d'autant plus fréquentes et moins sableuses que l'on s'éloigne davantage de la lisière du bassin.

Ces argiles ne sont jamais dures et les sables argileux sont presque toujours sans consistance. Cependant vers le milieu du bassin, à Saint-Cyprien, Montrond, Chalain-le-Comtal, etc., on rencontre du grès fin, dur, divisé en assises ou plaquettes minces. Le ciment qui lie les grains siliceux est une sorte d'argile kaolinique blanche, presque toujours associée à une faible proportion de suc calcaire. Les argiles voisines sont alors légèrement marneuses. Enfin, sur certains points, la matière calcaire devient plus abondante; elle sillonne les argiles vertes sous forme de rognons plus ou moins friables ou concrétionnés, et se concentre même ailleurs en bancs continus, que l'on exploite avec avantage comme pierre à chaux.

Ces dépôts calcaires caractérisent spécialement la partie haute de l'étage moyen; mais nulle part ils n'occupent, d'une manière uniforme, toute l'étendue de la plaine. Il semble qu'au milieu d'une sédimentation presque exclusivement argilo-sableuse, quelques sources aient fourni du carbonate de chaux qui, selon son abondance, aura produit des bancs ou de simples rognons. Ces derniers diminuent graduellement dans certaines directions, sans doute en proportion de l'éloignement des points d'émergence des anciennes sources. Ce calcaire est siliceux et marneux à Sury-le-Comtal où la silice s'isole çà et là sous forme de rognons, qui diffèrent peu des silex bruns de la craie du Nord.

On n'observe en général aucune succession régulière dans ces diverses assises; cependant, là où se rencontrent plusieurs bancs calcaires, la silice abonde, surtout dans le plus élevé. M. Gruner n'a vu nulle part plus de deux ou trois bancs, et l'épaisseur de chacun d'eux ne dépasse pas 1^{m},50.

Sur un seul point, à Montrond, le calcaire renferme comme fossiles de très-petites cypris faba.

On ne trouve jamais aucun débris organique, ni dans les argiles, ni dans les sables de cet étage moyen. Mais les fossiles cités prouvent, malgré leur rareté, que le dépôt est lacustre et appartient à la base du terrain miocène, le tongrien de d'Orbigny

Le calcaire est exploité sur la ligne de Saint-Marcellin à Sury. Plus au nord, on le rencontre aussi entre Montbrison et Chalain-le-Comtal, ainsi que dans les communes de Grézieux et de Prétieux; mais les bancs y sont peu puissants.

Au-delà du bassin du Lignon, l'étage supérieur envahit presque tout le nord de la plaine, et si dans les bas-fonds on découvre encore les argiles de l'étage moyen, le calcaire ne s'y montre nulle part, si ce n'est en lambeaux irréguliers, peu étendus, au voisinage de la butte basaltique de Marcoux. Mais cela même prouve qu'à une certaine profondeur le calcaire existe aussi sous cette partie de la plaine du Forez.

M. Gruner évalue la puissance de l'étage moyen de 50 à 70 mètres.

Etage supérieur. — L'étage supérieur du terrain tertiaire occupe les parties culminantes de la plaine du Forez, et n'a été recouvert par les alluvions que sur un petit nombre de points. Au centre de la plaine il repose sur l'étage moyen, tandis que le long de la lisière il déborde les argiles tertiaires moyennes et s'appuie partout directement sur des terrains plus anciens. Ainsi, après le dépôt de l'étage moyen, et probablement aussi pendant la période de formation de l'étage supérieur, le sous-sol ancien et secondaire dut s'affaisser et les eaux tertiaires envahirent successivement des surfaces plus vastes. En effet, dans la plaine du Forez, la différences des cotes auxquelles montent les deux étages est de 90 à 100 mètres.

L'étage supérieur se compose presque exclusivement de sables plus ou moins grossiers et caillouteux, blancs, jaunes ou rougeâtres. Si les argiles s'y rencontrent encore çà et là, elles sont relativement rares et en général ferrugineuses et grossières.

Les sables et dépôts caillouteux sont d'autant plus mêlés de gros galets qu'ils sont plus voisins des bords du bassin. Mais ce qui frappe par dessus tout, c'est le rapport intime, en chaque point du bassin, entre la nature des galets et celle des roches les plus voisines, formant les anciennes rives du lac tertiaire.

Dans la partie sud de la plaine, jusqu'à la hauteur de Feurs et de Montbrison, les galets de l'étage supérieur sont presque uniquement granitiques et quartzeux ; on n'y voit aucune roche des terrains secondaires et de transition. Les gneiss et le micaschiste y sont même rares, sauf là où le granite voisin en renferme de grands lambeaux, comme entre Saint-Galmier et Saint-Rambert.

A partir de Boën et de Pouilly-lez-Feurs, le nombre des cailloux granitiques diminue rapidement, et à leur place se présentent des galets porphyriques et les débris roulés du système carbonifére (surtout des schistes siliceux, grauwackes lustrés et grès porhyriques). Là où dominent les porphyres et les grès feldspatiques, les argiles elles-mêmes changent de nature ; elles deviennent blanches, sont souvent réfractaires et alternent avec des sables blancs quartzo-feldspatiques comme on l'observe à Amions et Saint-Paul-de-Vezelin.

Il suit de là, comme on pouvait s'y attendre, *à priori*, que le dépôt sédimentaire de la plaine du Forez, et spécialement son étage le plus élevé, n'a pas été enterré par un cours d'eau unique, mais par une série d'affluents d'une faible étendue, entraînant chacun dans le bassin commun les débris des roches de son district hydrographique. La Loire alors n'existait pas encore comme artère principale.

Une circonstance qu'il importe de mentionner également, c'est que l'assise la plus élevée de l'étage supérieur est spécialement caillouteuse. Toutes les parties culminantes de la plaine du Forez sont couvertes de galets dont la grosseur et le nombre augmente aussi à mesure que leur distance à l'ancien rivage diminue.

Il est bien évident d'ailleurs que cette assise caillouteuse des parties hautes ne saurait être attribuée à une sorte de courant diluvien qui aurait en même temps creusé les vallées actuelles. Car, s'il en était ainsi, les galets ne caractériseraient pas uniquement les hauteurs et surtout leur nature ne varierait pas avec la position qu'ils occupent ; on ne verrait pas au centre de la plaine presque exclusivement des galets quartzeux blancs, et, sur la lisière du bassin, d'autres galets plus gros provenant des roches en place dans le voisinage.

La nature graveleuse de l'étage supérieur indique néanmoins des eaux fortement agitées, et cette agitation s'explique par les oscillations qu'éprouva le sous-sol vers cette époque.

L'abaissement général du plateau central de la France, qui fut dans la plaine du Forez de 90 à 100 mètres, n'a certainement pas eu lieu d'une manière insensible sans contre-coups opposés qui ont produit à diverses reprises des courants locaux plus ou moins violents.

A cette époque, le dernier relèvement du plateau central en produisant une faille dans le plateau de Neulise mit la plaine du Forez entièrement à sec. Les eaux s'écoulèrent au nord-ouest et en se retirant dûrent sillonner les dépôts incultes de nombreux vallons qui, dès lors élargis et plus ou moins modifiés, affectent néanmoins encore les caractères dus à l'érosion primitive.

Les dépôts de l'étage supérieur ne renferment aucun fossile; on n'y trouve ni plantes, ni mollusques, ni vertébrés. On ne peut donc fixer par les moyens paléontologiques ni l'âge, ni la nature de ce terrain. Mais en consultant les sables supérieurs de l'Allier, du Cher et de la Sologne, on voit qu'aucun de ces dépôts ne renferme des galets de basalte et de trachyte, et comme ces deux roches ouvrent dans nos contrées la période pliocène, on peut en conclure assez sûrement que l'étage argilo-caillouteux de la plaine du Forez s'est formé lors de l'abaissement du plateau central qui a permis à la mer de s'avancer non dans la plaine du Forez, mais bien avant dans la vallée occupée aujourd'hui par la Loire, produisant les dépôts faluniens qui furent emportés en grande partie par l'écoulement des eaux lors du dernier soulèvement du plateau central.

La puissance de l'étage supérieur du terrain tertiaire est en moyenne de 10 à 15 mètres; ses assises sont partout encore sensiblement horizontales, comme celles des étages inférieurs; même dans le voisinage des cônes de basalte, le terrain tertiaire est fort peu dérangé.

Au contact immédiat de la roche volcanique, les argiles sont cuites et plus ou moins altérées; mais à peu de mètres de là, la stratification ne paraît nullement troublée.

CÔNES BASALTIQUES DU FOREZ.

Nous devons parler ici des cônes basaltiques de la plaine du Forez, dont les éruptions correspondent en réalité aux derniers temps de la période tertiaire supérieure que nous venons de décrire, quoiqu'ils aient dû se continuer pendant une partie au moins de la période quaternaire dont nous parlerons plus tard.

Le basalte de la plaine du Forez ne diffère en rien de celui des autres lieux, si ce n'est qu'il n'a formé nulle part ni nappes, ni grandes colonnades, il a simplement engendré des cônes plus ou moins élevés.

Le basalte est une roche d'origine volcanique, composée de trois silicates distincts, qui parfois sont mêlés d'une façon très-intime, mais plus souvent associés en particules cristallines visibles à l'œil nu : ce sont le labrador, le pyroxène augite et le péridot. Outre ces trois éléments, le basalte contient presque toujours du fer oxydulé titané magnétique, uniformément disséminé dans la roche sous forme de petits cristaux noirs. On reconnait sa présence par l'action des basaltes sur l'aiguille aimantée. Dans la plaine du Forez, les cônes basaltiques se rencontrent exclusivement sur la rive gauche de la Loire, le long d'une zône nord-sud, partant de la rivière du Bonson à la rivière de l'Aix. Le centre correspond exactement à la ville de Montbrison. Dans cette zône, en allant du sud au nord, on trouve dans la plaine le Puy-Saint-Romain, à la cote de 488 mètres; le mont d'Uzore, à la cote 540 mètres ; le mont Verdun, à la cote de 443 mètres. Sur les bords de la plaine du Forez, aux pieds des montagnes d'Auvergne, on trouve le Puy-Grillot, à la cote de 673 mètres ; le pic de Curzieux, à la cote de 600 ; Montbrison, à la cote de 435 ; Champdieu, à la cote de 540 ; le pic de la Corée, à la cote de 453 ; Marcilly, à la cote de 585 ; Marcoux, à la cote de 597 mètres.

Ces dix cônes basaltiques auquels on doit ajouter la Butte de Poncins et celle de Bossieu, commune de Chalain-d'Uzore, ont traversé les terrains tertiaires que nous venons d'étudier sans produire de coulée, ni de colonnades. Ce sont des boursouflures qui ont précédé les cractères de l'Auvergne, du Velay et du Vivarais, vers l'origine de la période tertiaire supérieure, c'est-à-dire à l'époque du soulèvement général du plateau central. Ils ont dû se continuer pendant une partie au moins de la période quartenaire. Les assises tertiaires voisines ont peu perdu de leur horizontalité, comme nous l'avons déjà dit.

Machefer des agriculteurs. — Nous devons mentionner ici, comme faisant partie de l'étage supérieur, le grès dur, à ciment ferrugineux, le machefer des cultivateurs. On le rencontre formant un banc peu puissant, 30 à 40 centimètres, sur la rive droite du bassin, depuis Bellegarde jusqu'à Balbigny. Dans certains points, il pourrait donner aux hauts-fourneaux jusqu'à 25 pour cent de fonte. On le rencontre encore sur la rive gauche de la Loire, sur la lisière des forêts de Bas et des Ardilliers et dans tous les champs en amont de Pommiers.

Toutes les terres où l'on trouve ce produit sont peu fertiles parce que cette couche située à peu de profondeur retient l'eau à la surface pendant les saisons humides, tandis que pendant la sécheresse elle ne se laisse pas traverser par l'humidité du sol situé au-dessous d'elle.

On a beau l'extraire il tend toujours à se former de nouveau.

PÉRIODE QUARTENAIRE DE LA PLAINE DU FOREZ.

On comprend généralement sous le nom de période quartenaire l'époque géologique, plus ou moins agitée, qui s'est écoulée entre les derniers temps de la période subapennine (pliocène) et l'ère actuelle ou historique, marquée par l'apparition de l'homme sur la terre.

Elle est caractérisée par des dépôts meubles, extrêmement variables au point de vue de leur composition et de leur manière d'être. On donne souvent à ces dépôts les noms impropres de diluvium et de terrain diluvien, ou bien, avec plus de raison, ceux de formation erratique, alluvions anciennes, etc.

Le dépôt caillouteux quartenaire de la plaine du Forez est essentiellement caractérisé par de nombreux galets de basalte et de phonolithe venant du Velay, comme ceux que charrie encore la Loire à chacune de ses crues.

A ces roches, d'origine volcanique, sont mêlés des galets granitiques, surtout les débris du granite à feldspath rose qui borde la Loire entre Saint-Just et Aurec. Les fragments quartzeux y sont relativement rares, tandis que le dépôt tertiaire, sur lequel reposent les alluvions, renferme toujours, comme nous l'avons indiqué, principalement du quartz, mais jamais la moindre trace de débris volcaniques.

Le sable aussi qui enveloppe les galets est totalement différent dans les deux terrains. Le sable tertiaire est blanc ou blanc jaunâtre; il se compose presque uniquement de grains quartzeux et feldspathiques, mêlés de paillettes de mica, et à ces sables sont presque toujours associées des parties argileuses, fréquemment coloriées par l'oxyde de fer. Le sable du terrain alluvial est, par contre, rarement argileux et contient toujours de nombreux grains noirs d'origine volcanique.

A mesure que l'on descend le val de la Loire, dans la plaine du Forez, les galets basaltiques deviennent moins gros et plus rares ; il en est de même à mesure que l'on s'éloigne des bords du fleuve. Cependant, à cet egard, on observe de nombreuses exceptions, qui semblent provenir de ce que la Loire a plusieurs fois changé de cours depuis l'origine de la période alluviale. C'est le long de ces *thalwegs* successifs que l'on rencontre en général les galets les plus gros. Sur quelques autres points le dépôt alluvial consiste plutôt en un terrain noir, léger et fertil, entièrement dépourvu de fragments graveleux ; tels sont les *chambons* de la plaine du Forez.

La zône la plus importante borde la rive gauche du fleuve, depuis Boisset-les-Montrond jusqu'au port Garrelle ; sa largeur varie de 1,000 à 2,000 mètres ; sa longueur est d'environ 25,000 mètres ; son élévation, au-dessus des basses eaux de la Loire, atteint au maximum de 10 à 12 mètres.

Les alluvions de la Loire ne sont nulle part dans la plaine

du Forez très-puissantes ; sur aucun point M. Gruner n'a pu en constater de plus de 10 mètres ; le plus souvent même sur les bords du fleuve, comme à Montrond, Feurs, etc., on en trouve à peine 2 à 3 mètres, et dès que l'on s'éloigne du thalweg actuel, son épaisseur descend rapidement à 1 mètre, puis à $0^{m},50$ ou moins encore. Du reste, le dépôt alluvial se termine tantôt brusquement le long d'une ancienne berge du sous-sol tertiaire, tantôt graduellement, en forme de biseau ; de sorte qu'à la limite il y a alors sur une certaine étendue mélange intime des éléments graveleux, d'origine tertiaire et quartenaire.

L'étendue du terrain alluvial de la plaine du Forez équivaut à 23,900 hectares.

La plupart des affluents de la Loire dans la plaine du Forez sont dépourvus d'alluvions ; on n'en rencontre que sur les bords de l'Aix et du Lignon, où ils se composent des mêmes éléments que le cailloutis tertiaire : ce sont des quartz et des roches anciennes.

PRODUITS ET DÉPOTS DE L'ÉPOQUE ACTUELLE.

Les produits et dépôts de l'époque actuelle et moderne dans la plaine du Forez comprennent les terres végétales, les alluvions proprement dites, les tourbes et les eaux minérales

Terres végétales. — Les terres végétales résultent de l'altération lente des roches dont se compose le sol et du mélange de ces produits de décomposition chimique et mécanique avec les détritus végétaux et animaux qui s'accumulent graduellement là où les agents de l'atmosphère ne les enlèvent, ni ne les détruisent, au fur et à mesure de leur formation. La nature de ces terres varie, par suite, avec celle des roches qui les supportent directement. Ainsi les alluvions anciennes et modernes de la Loire qui se composent d'éléments identiques dans la plaine du Forez, de telle sorte qu'on ne saurait dire où finissent les uns, où commencent les autres, forment ce que l'on appelle les terres chambonales ou chambons.

Cette terre végétale, la plus fertile de la plaine du Forez, renferme une grande quantité d'élements provenant de la décomposition lente des roches volcaniques, ce qui la rend plus chaude et plus légère que celle dont nous allons parler. Elle est aussi plus perméable à l'eau. Cependant, lorsque l'épaisseur de l'alluvion est faible, l'imperméabilité du sous-sol tertiaire fait sentir son influence, les eaux y séjournent et nécessitent le drainage.

Varennes. — La partie supérieure de l'étage tertiaire supporte la couche végétale dans le reste de la plaine du Forez. Cette couche, qui repose sur des assises imperméables, a une faible épaisseur, qui varie de 10 à 40 centimètres. Elle porte le nom de Varennes, qui se divisent en Varennes fortes et en Varennes légères.

Les Varennes fortes sont celles où l'élément argileux domine, elles sont froides et d'autant moins fertiles que l'élément calcaire y manque habituellement; baignées d'eau pendant la saison des pluies, elles durcissent et se gercent au moment des chaleurs.

Les Varennes légères sont celles qui occupent les parties hautes de la plaine du Forez où l'étage tertiaire supérieur n'a point été enlevé. Elles sont sableuses. En été, elles se dessèchent rapidement, perdent leur cohérence et deviennent poudreuses, tandis qu'en hiver le sous-sol argileux empêche l'infiltration des eaux et rend ces terres aussi froides que les Varennes fortes.

Chaninats. — Ici nous devons mentionner une espèce de varenne forte, connue sous le nom de *chaninats*. Elle est argileuse, noire, quelquefois rousse, impénétrable à l'humidité, se desséchant à la moindre chaleur. Ce terrain, très fertile, est difficile à cultiver. On trouve cette espèce de terrain dans quelques communes des cantons de Saint-Rambert et de Montbrison.

Tourbes. — Dans la plaine du Forez la tourbe est rare. Il existe près de Feurs une tourbière peu puissante.

Eaux minérales. — Les sources minérales de la plaine du Forez sont au nombre de sept, auxquelles on doit ajouter celle de Sail-sous-Couzan, à cause de son importance et de son voisinage avec la plaine du Forez. Géologiquement on doit les diviser en celles qui sortent des terrains anciens et de transition, et en celles qui proviennent du terrain tertiaire.

Feurs. — Ces dernières sont au nombre de deux dans la plaine du Forez. Une à un quart d'heure de Feurs, connue depuis longtemps. Elle sort dans un champ du domaine des Quatre, appartenant à l'hôpital de Montbrison. La surface du sol est couverte d'alluvions recouvrant le sol tertiaire qui se trouve à moins d'un mètre de profondeur. Cette source est recueillie dans un mauvais tonneau fixé en terre. Son eau est limpide, froide, ferrugineuse et sulfureuse (acide sulfhydrique). Elle dépose à l'air des flocons gélatineux d'apocrénate de fer. Elle mériterait d'être plus utilisée.

Saint-Cyprien. — La seconde se trouve dans la commune de Saint-Cyprien non loin de la Loire. Elle est presque ignorée. Ses propriétés sont analogues à celle de Feurs.

Les sources qui sortent, dans la plaine du Forez, des

terrains anciens ou de transition sont toutes plus ou moins chargées d'acide carbonique et la proportion des éléments salins varie généralement entre 0,001 et 0,005. Elles sont alcalines. Une est thermale, celle de Salt-en-Donzy.

Salt-en-Donzy. — Cette source, située à 6 kilométres de Feurs, dans le village de Salt, sur le bord gauche de la Loyse, aux pieds des coteaux granitiques de Panissières, là où ce massif est précisément coupé par un culot de porphyre quartzifère et s'abaisse sous les sables tertiaires de la plaine du Forez. Elle est recueillie dans une cuve en bois enfoncée dans la terre. Elle marque 15° centigrades, tandis qu'en 1778 elle marquait 18° R. Cette diminution de température provient probablement d'un mélange d'eau douce, venant de la rivière. Sa saveur est légèrement alcalescente. Elle verdit le sirop de violette. Elle dégage quelques bulles d'acide carbonique. Pour connaître sa vraie nature, il faudrait la capter à une certaine profondeur. A cause de son voisinage de l'ancien Forum Ségusiavorum, elle a du être utilisée par les Romains. Des fouilles pratiquées dans ses environs pourraient faire découvrir et le point d'émergence de la source et des antiquités romaines, comme il en a été recueillies, d'après le dire de M. d'Assier de Valenches.

L'antiquité romaine, dont parle M. d'Assier, est un fragment de marbre blanc d'une épaisseur de cinq centimètres, où se trouvent gravées des lettres de six centimètres de hauteur. Ce débris est en la possession de M. de Villeneuve, qui l'a acheté, il y a quelques années, d'un paysan du lieu, qui l'avait trouvé en creusant dans son jardin. Voici textuellement un passage écrit par M. d'Assier à ce sujet :

« On remarque les points antiques triangulaires qui séparent les mots à la hauteur des lettres.

« Reconstituer la table et l'inscription en leur entier devient un piquant problème d'épigraphiste. Modeste amateur, et avant que nos grandes autorités en la matière aient prononcé, j'essaierai cependant de donner un sens à tout ce que dessus, et voici ma très hasardeuse explication et restauration ; je me suis inspiré de ces données : que nous avions des eaux minérales à Salt, localité qui en tire son nom, *Aquæ salientes* ; qu'une ruine romaine les domine ; que l'époque rappelée par la forme et les beaux caractères de l'inscription était celle de l'empereur Auguste ; qu'enfin la capitale Ségusiave comportait des magistrats de l'ordre le plus élevé, et que le paganisme, dans son apogée, déifiait les empereurs romains partout où ils étendaient leur domination. Mettant à contribution ces souvenirs, je me représente la ruine romaine de Salt, espèce de *préside* ou *fort* contenant une salle publique d'autorité et de magistrature portant l'indice de sa distinction sur la belle table de marbre blanc encastrée dans l'une de ses parois et dont est ici fragment. On y devait lire :

NVMINI — AVGVSTI
N*** N*** N*** N****
*fontis salien*TIS — CE*nsor ad* S*u*MM*u*M *et*
*apparitores ser*VABANT — IN *ægrotantibus*

TRADUCTION.

A la divinité d'Auguste N*** N*** (ici le nom du dignitaire romain), très-haut censeur général, et conservateur par ses appariteurs de la fontaine de Salt, pour le salut des malades.

Montbrison. — Sur la rive gauche du Vizézy, dans un faubourg de Montbrison, on trouve une petite source minérale, classée dans les bi-carbonatées sodiques. Elle est aménagée dans un puits de forme carrée. Cette eau est froide,

13° c., inodore, un peu louche et d'un goût alcalin que masque mal l'acide carbonique qui est peu abondant. Le rendement est à peu près de 15 litres par minute. Quelques malades de la localité font seuls usage de cette fontaine.

Moingt. — Cette commune, située à 2 kilomètres de Montbrison, possède deux sources minérales. La romaine et la source des ladres ou de l'hôpital. La première se trouve dans la propriété d'un habitant de Moingt. Elle est faible; boueuse, par défaut de soins et d'écoulement. Elle subit des infiltrations.

La deuxième est connue aujourd'hui sous le nom de fontaine de Moingt. Elle appartient à la commune qui depuis quelques années a cherché à en tirer parti. Le fermier y a fait des travaux pour la préserver des infiltrations étrangères.

Saint-Romain-le-Puy. — Au pied du cône basaltique, que couronnent les ruines d'une église datant de 1175 et autrefois attenante à un couvent de Bénédictins, on a capté en 1857, dans un puits, une source minérale qui paraît rendre 6 à 8 litres par minute. Cette eau est froide, inodore, à peu prés limpide ; sa saveur est alcaline, avec arrière goût d'amertune. Elle appartient à la classe des bi-carbonatées sodiques fortes. Quoique le permis d'exploitation date du 30 mars 1859, son propriétaire, M. Cherbouquet, qui est à la tête de celles de Saint-Galmier, n'a pas encore livré cette source au public.

Saint-Galmier. — Les eaux de cette localité sont classées dans les sources acidules alcalines de l'Annuaire; dans les bi-carbonatées calcaires par Durand-Fardel. Saint-Galmier n'avait qu'une source très-ancienne, lorsque le fermier Badoit, homme très-intelligent, fit faire en 1843 des fouilles qui amenèrent la découverte d'une seconde source à quelque distance de l'ancienne.

André, pharmacien à Lyon, encouragé par la découverte de Badoit, fit fouiller dans la cave d'une maison mitoyenne au puits Badoit, et découvrit, en 1845, une troisième source qui avait la prétention, dans les réclames, de l'emporter sur ses deux sœurs aînées. Alors, publicité et procès nombreux entre la source Badoit et la source André, lesquels ont puissamment contribué à répandre les nombreux produits de ces nouvelles naïades, au grand détriment de leur aînée qui ne verse plus que des larmes pour la commune : l'industrie est devenue despote !

Ces trois sources fournissent une eau froide, très-limpide, d'une saveur acidule, fraîche, fort agréable. Leur volume est assez considérable pour fournir à la consommation, comme eau de table, à peu près trois millions de bouteilles, expédiées non-seulement dans l'intérieur de la France, mais encore jusqu'à Alger, Batavia, l'île Bourbon, etc.

Sail-sous-Couzan. — Cette source située près de Boën, au-dessous des ruines de l'important château des fiers seigneurs de Couzan, a été découverte en 1612 sur la rive gauche du Chagnon, qui vient, près de là, se jeter dans le Lignon. Cette eau est froide, 13° c., assez limpide, inodore ; sa saveur est piquante, agréable. Cependant elle laisse un arrière goût, légèrement alcalin et noircit le vin plus que l'eau de Saint-Galmier. Elle doit être classée dans les acidules alcalines et même calcaires : bi-carbonatées sodiques mixtes.

En parlant de la pathologie des habitants de la plaine du Forez, nous reviendrons sur ces diverses eaux comme moyen thérapeutique.

SOURCES D'EAUX DOUCES DE LA PLAINE DU FOREZ.

La plaine du Forez étant constituée par les divers étages du terrain tertiaire et par les alluvions anciennes et modernes, on doit s'attendre à rencontrer peu de sources dans cette contrée.

A leur place on observe au pied de beaucoup de coteaux de simples suintements d'un régime fort inconstant. Les eaux de pluie, en effet, rencontrant la prédominance de l'élément argileux dans les trois étages, ne peuvent s'infiltrer. Elles forment des flaques d'eau qui disparaissent à la longue par évaporation lente. Cependant les eaux de pluie, reçues par le dépôt graveleux du haut des plateaux, s'infiltrent jusqu'à la rencontre d'une assise argileuse qui les ramène au jour au moindre pli du sol. De là, des écoulements abondants et souvent troubles, à la suite de plusieurs jours de pluie, mais qui tarissent dès que le temps se remet au beau. Par le même motif, les puits de la plaine du Forez donnent presque partout de l'eau à une faible profondeur ; mais son abondance varie avec la saison, et, en général, on la voit aussi blanchir au moment des pluies. Il faut excepter les puits qui se trouvent à peu de distance de la Loire, qui reçoivent l'eau de ce fleuve filtrant à travers les sables et les graviers.

Cette rareté des sources dans notre plaine a poussé la foi ardente de nos bons aïeux à mettre sous le vocable de quelque saint toutes celles qui présentent encore un certain volume d'eau pendant toute l'année, et à leur attribuer des propriétés merveilleuses pour la guérison non-seulement des maladies de l'homme, mais encore des maladies des animaux. Cette croyance subsiste encore de nos jours. En effet, de nombreux pélerins se rendent toute l'année à la source de Mizerieux, sous le vocable de Saint-Fortunat, pour obtenir surtout la guérison des maladies de l'enfance et des fièvres intermittentes. On se rend aussi pour guérir de la fièvre au lieu de la Berèche, commune de Nervieux, où existe, près d'une ancienne chapelle dédiée à Saint-Léonard, une source renommée dans les environs. Baroilles, de la commune de Saint-Georges, possède aussi une fontaine jouissant des mêmes vertus, située près d'une chapelle où l'on remarque une Sainte-Vierge, qui pourrait bien être une statue d'ancienne druidesse. Notons à Montverdun la fontaine de Saint-Porcaire, qui doit guérir les maladies des yeux, et surtout n'oublions pas la fontaine de Saint-Ostrigésille ou Saint-Ostrilège, dans le hameau de Greigneux, laquelle préserve les bestiaux des maladies, quand le propriétaire a eu la précaution de faire dire une messe dans la chapelle du saint le jour de l'importante foire qui se tient dans cette localité le 20 mai.

Puits artésiens. — L'alternance, plusieurs fois répétée, d'assises sableuses et argileuses assure en général le succès des puits artésiens. Cependant ils ne pourraient être jaillissants que vers la partie la plus déclive de notre plaine. Partout ailleurs on rencontrera bien de l'eau s'élevant à un certain niveau, mais elle n'atteindra pas la surface du sol, à cause de la presque horizontalité des assises du terrain tertiaire et de la surface du sol. Au lieu de sources jaillissantes, on aura des puits absorbants comme on l'a observé à Roanne et à Sury-la-Chaux. Au reste, ces puits absorbants rendraient de grands services là où la faiblesse de la pente du sol s'oppose à l'écoulement naturel des eaux, provenant d'un étang que l'on voudrait dessécher ou d'une maîtresse branche d'un système de drains.

D'ailleurs, comme l'eau se maintient dans ces puits absorbants à un niveau peu variable, on pourra toujours l'utiliser à l'aide d'un système de pompes, et cette eau, venant d'une certaine profondeur, sera toujours préférable aux eaux, souvent troubles, des puits ordinaires.

Sources d'eau douce de Feurs. — Il importe de noter que sur le versant nord de la ville de Feurs il existe plusieurs sources dont le volume assez abondant ne varie dans aucune saison ni par aucun temps. Ces sources proviennent probablement de quelque aqueduc construit du temps de la domination romaine dans le pays des Ségusiaves.

Cela nous amène à dire un mot de l'état de la plaine du Forez à l'époque gallo-romaine.

La plaine du Forez à l'époque gallo-romaine. — Les Ségusiaves étaient établis à Feurs avant l'invasion romaine. L'abbé Roux a retrouvé plusieurs fois au-dessous des constructions gallo-romaines des traces de la civilisation gauloise : tels sont les vases celtiques dont il donne un dessin exact à la fin de son ouvrage sur le *Forum Segusiavorum*, pl. XIV.

Mais on peut dire qu'après la conquête, le *Forum Segusiavorum* s'agrandit et fut doté d'établissements plus appropriés aux exigences d'une civilisation plus avancée. Il possédait un *forum*, un temple, un théâtre, des bains et un palais, résidence probable des duumvirs, représentant l'autorité romaine.

Cette ville était l'aboutissant ou point de départ de plusieurs voies romaines. Nous croyons devoir mentionner quatre chemins militaires : celui de *Lugdunum* (Lyon), celui de *Segodunum* (Rhodez), celui d'*Augustonemetum* (Clermont) et celui de *Noviodunum* (Nevers) passant à *Rodumna*

(Roanne). En présence des controverses qui existent entre les divers auteurs modernes sur l'emplacement de *Mediolanum*, je me rangerais volontier du côté de mon érudit compatriote Auguste Chaverondier, qui lui fait traverser la Loire à la digue de Pinay, passer à Amions qui serait le vrai *Médiolanum* entre *Forum* et *Rodumna*, et non pas la Bouteresse ou Moingt, attendu qu'il est un fait avéré que les Romains suivaient toujours la ligne droite pour la construction de leurs routes militaires, sans se donner même la peine de contourner les montagnes.

A cette époque, la plaine du Forez devait être boisée, puisque les ouvriers sur bois avaient, à Feurs, élevé un monument au dieu Sylvain, lequel, en sa qualité de divinité protectrice des forêts, devait tout naturellement se trouver leur patron. Ce monument, qui consiste en une simple pierre de granite, longtemps engagée dans la face extérieure du chevet de l'église, a été transportée depuis peu de temps dans le vestibule de l'hôtel-de-ville, par les soins du maire actuel ; elle porte cette inscription :

NUMIN. AVG.
DEO. SILVANO.
FABRI. TIGNVAR
QVI. FORO. SEGVS.
CONSISTVNT.
D. S. P. P.

Au dieu Sylvain (ou des Forêts), que révère l'empereur, les maîtres charpentiers qui habitent au marché des Ségusiaves, élevèrent ce monument de leurs propres deniers.

Malgré ce boisement, composé alors de chênes, frênes, peupliers, aulnes dans les parties alluviales et dans celles recouvertes de cailloux roulés, et de pins pinastres dans les points sableux de la dernière période tertiaire où l'on devait encore rencontrer le genêt, l'ajonc épineux, la bruyère, la fougère, etc., la plaine du Forez ne devait pas être salubre, puisque sur son point le plus culminant, le mont d'Uzore, existait un temple dédié à Isis que l'on invoquait alors pour recouvrer la santé.

Etangs sous les Romains. — Cependant une puisante cause d'insalubrité n'existait pas encore, nous voulons parler des étangs. L'agriculture ancienne ne connaissait pas les étangs, ni leur exploitation régulière, les étangs de Caton l'Ancien semblent avoir été plus particulièrement de grands dépôts de poissons pris dans les rivières ou dans les mers, pour y attendre leur vente, leur consommation, et les y préparer en les engraissant.

Toutefois, le luxe des derniers temps de la république romaine créa à frais immenses, des viviers pour les poissons de mer et quelques poissons d'eau douce; Murena les inventa, et, après lui, Hortensius, Lucullus, César, en établirent dont l'histoire a conservé le souvenir. Ils paraissent avoir peu d'analogie avec nos étangs; c'étaient des réservoirs construits à grands frais et entretenus pleins par communications avec la mer ou avec les eaux des sources et des rivières. Les murènes ou lamproies étaient à ce qu'il semble, le poisson le plus recherché pour sa chair délicate. Le petit étang situé près du Palais à Feurs et qui porte le nom d'étang de César, pourrait bien remonter à cette époque et avoir été établi par les Duumvirs pour conserver et engraisser les lamproies qui se pêchaient alors, comme de nos jours, dans la Loire, au moment de l'année où ce poisson remonte le fleuve.

ÉTANGS.

L'invention des étangs, tels que nous les avons maintenant dans la plaine du Forez, remonte au moyen-âge, à cette époque des propriétés étendues qui étaient l'apanage des grands seigneurs et des ordres religieux. Les nombreux couvents qui souvent ne mangeaient que du maigre et cependant voulaient bien vivre ; l'influence du clergé, le nombre des jours maigres de près de moitié de l'année, ordonnés à toutes les classes de citoyens, le peu de travail nécessaire à l'exploitation du sol une fois couvert d'eau, la population, rare d'ordinaire sur l'espèce particulière de terrain qui convient à la réussite des étangs, population fréquemment entraînée en grande partie dans les expéditions lointaines qu'affectionnaient les comtes de Forez à l'époque des croisades, ou décimée par les querelles particulières des seigneurs voisins, ont été les causes déterminantes de la multiplication de ces foyers d'intoxication.

Le sol de la plaine du Forez était tout à fait propre à la création des étangs. Son sous-sol argileux retient complètement les eaux dans toutes les ondulations de terrain si fréquentes, lorsqu'on établit, vers la partie la plus déclive, un simple barrage imperméable.

Construction d'un étang. — Le plus grand nombre des étangs dans la plaine dont nous parlons a été établi d'après ces données et ils y sont proportionnellement beaucoup plus nombreux qu'en Sologne.

En général voici en quoi consiste un étang dans le pays qui nous occupe : Sur un point où la dépression déclive du terrain est limitée à droite et à gauche, on établit ce que l'on appelle une chaussée, dont la partie centrale, dans toute sa longueur, est construite avec une terre argileuse, tassée à l'aide des sabots ou des dames à partir de la couche imperméable du sous-sol.

C'est là le corroi, le clave ou clef qui ferme hermétiquement l'étang et empêche l'infiltration. En dedans et en dehors de l'étang à mesure que le corroi s'élève on tasse avec soin comme contreforts les terres provenant du bief ou de la pêcherie dont nous allons parler, ou des terres prises dans le voisinage. Ces terres forment un talus intérieur et extérieur, de manière à donner à ce barrage la solidité nécessaire pour retenir le poids de l'eau de l'étang. Au point le plus bas du sol aboutit le bief, c'est un fossé de 2 à 3 mètres de largeur et de 40 à 50 centimètres de profondeur qui parcourt toutes les sinuosités les plus basses du terrain devant servir à l'étang, il se termine près de la chaussée par un réservoir de 5 à 7 mètres de diamètre, que l'on appelle la pêcherie, dont la profondeur est de 70 à 80 centimètres. C'est là que se trouve rassemblé le poisson lors de la pêche.

A partir de ce réservoir le bief se termine par un canal destiné à l'évacuation de l'étang et sur lequel la chaussée se trouve assise. Ce canal se construit en bois, en pierre ou en brique; sa dimension doit être telle, qu'il puisse vider facilement l'étang en un petit nombre de jours et que lors de l'assec, il débite les eaux des grandes pluies sans qu'elles s'extravassent sur le sol de l'étang; leur épanchement et surtout leur séjour nuisent d'ordinaire beaucoup aux récoltes ; on peut prévenir cet inconvénient par une rivière ou fossé de ceinture. L'orifice de ce canal dans l'intérieur de l'étang porte le nom de thou. Il est vertical audessus du niveau du canal et correspond au niveau de la partie inférieure du bief, il se bouche et s'ouvre à volonté au moyen d'un pilon, bouchon, bondon en bois taillé de manière à remplir le trou ou œil du canal. En avant du thou, se trouve une grille pour empêcher que le poisson s'échappe en suivant les eaux qui s'écoulent. Des grilles semblables sont placées au point où les eaux arrivent pour alimenter l'étang et même à l'orifice des ouvertures destinées à déverser le trop plein. Telle est la construction la plus simple d'un étang.

Mais sur un grand nombre de points du territoire de la plaine du Forez on a été obligé, pour établir des étangs, de faire, à droite et à gauche de la chaussée principale, des chaussées plus ou moins étendues en longueur et plus ou moins élevées pour contenir les eaux. Dans certains endroits on n'a tenu compte que du peu de déclivité du sol et de son imperméabilité, on l'a creusé et charié à grands frais les matériaux pour établir quatre chaussées destinées à limiter l'étang; une chaussée principale, deux latérales et la quatrième sur un point diamétralement opposé à la chaussée principale.

Ces réservoirs, crées de main d'homme, ne sont en général alimentés que par les eaux de pluie s'écoulant des terrains situés à un niveau plus élevé. Aussi, lorsqu'arrivent les sécheresses de l'été, une grande partie de l'eau qu'ils contiennent disparaît, soit par l'évaporation, soit par l'infiltration qui s'opère, quelque soit l'imperméabilité du sol, et de ce que l'on appelle le béton de l'étang, c'est-à-dire, le sol qui supporte le poids de l'eau et qui se tasse d'année en année sous l'influence de cette pression. Alors, suivant les années et l'infiltration plus ou moins considérable, une partie plus ou moins étendue des bords latéraux ou de la queue de l'étang (on appelle ainsi la partie la plus élevée faisant face à la chaussée où se trouve la bonde), sont mis à sec, et sous l'influence de la chaleur solaire et de l'humidité inhérente au sol, les matières végétales et animales qui se trouvent dans cette partie de l'étang, entrent promptement en décomposition putride et forment un foyer d'infection dont la puissance est moins en rapport avec son étendue qu'avec la facilité qu'il a de se laisser déssécher à cause de son peu de profondeur ; tels sont ceux que l'on désigne sous le nom de *grenouillards*.

Nombre des étangs. — Les étangs sont nombreux dans la plaine du Forez et se déssèchent facilement sur une grande partie de leur étendue au moment des fortes chaleurs.

En 1818 ce nombre s'élevait à 460 et occupait une superficie de près de 3,000 hectares, leur étendue moyenne est de 4 à 5 hectares, quelques uns ont une superficie bien plus considérable. Ainsi l'étang Lecomte à Prétieux que l'on vient de déssécher, occupait 120 hectares ; les étangs du Roi, de Lavernay, de Savigneux, d'Ormay, etc ; occupent une superficie de 20 à 50 hectares au moins chacun.

En 1851, d'après le rapport de l'ingénieur Lagrange, on comptait dans la plaine du Forez 573 étangs et leur étendue était de 3,010 hectares 89 ares, c'est-à-dire, au delà du vingt-cinquième de sa superficie entière.

Projet pour leur destruction. — Grâce à la sage initiative prise par M. le préfet Ponsard, imitant en cela le baron de Chaulieu et le préfet Sers, et s'appuyant sur les votes répétés du conseil général, un nivellement fut exécuté dans toute la plaine du Forez aux frais du département. Les ingénieurs sous les ordres de Camme, chargés de ce travail m'ont assuré que tous les fossés principaux destinés à l'écoulement des eaux devaient couper la bonde de tous les étangs. Ces renseignements me furent fournis lorsque je fus appelé à traiter à Feurs plusieurs employés travaillant à cette étude et qui avaient contracté la fièvre intermitente. Ils étaient conformes à ce que l'on devait attendre à priori en réfléchissant que les pêches nécessitaient l'écoulement des eaux de chaque étang.

Le même préfet, M. Ponsard, considérant que l'existence des étangs était la principale et la plus déplorable cause de l'insalubrité de la plaine du Forez, ordonna par un arrêté du 4 juillet 1854, basé sur le droit dont l'administration avait été armée par la loi du 11 septembre 1792, la suppression des étangs.

Une lutte s'engagea à propos de cette mesure, entre l'autorité préfectorale et les propriétaires d'étangs. L'atteinte portée au droit de propriété, par l'interdiction d'un mode de jouissance, fut soumise au jugement du Conseil d'Etat qui se prononça contre le préfet, arguant qu'une mesure générale de cette nature ne pouvait être décrétée que par le gouvernement.

Etat présent de la question. — Les choses en étaient là, lorsque M. Thuillier fut appelé à l'administration du département de la Loire. Le préfet nouveau et les propriétaires d'étangs se rencontrèrent et s'entendirent pour arriver à cette solution : impossibilité d'assainir la plaine du Forez sans la fertiliser et impossible de la fertiliser sans l'assainir.

De là naquit la grandiose idée des canaux d'irrigation que nous verrons créer plus tard et dont la principale branche est en voie d'exécution.

L'initiative de l'administration s'arrête en quelque sorte à ce point de la question, laissant au bon vouloir et à l'intelligence des propriétaires d'étangs le soin de supprimer les plus insalubres. Nous devons avouer, à la louange d'un grand nombre de propriétaires, s'occupant par eux-mêmes de la culture de leurs terres, que le chiffre donné par l'ingénieur Lagrange doit être considérablement réduit, grâce à la généreuse initiative de ces hommes d'élite sachant comprendre le progrès..

Culture des étangs. — La culture d'un étang comprend l'évolage et l'assec dans la plaine du Forez.

On est convenu d'appeler évolage la période pendant laquelle l'étang est rempli d'eau et empoissonné.

L'assec est la période pendant laquelle il est mis en culture de céréales.

La culture en poisson dure deux à trois années et celle à la charrue une, deux et trois, suivant la nature des terrains. C'est dans les terres compactes que la culture en labour se prolonge le plus longtemps. Souvent la première année d'assec s'emploie toute à labourer le sol, on fait la seconde une première récolte qui est suivie d'une autre la troisième; dans les terrains légers on ne laisse guère que deux années en assec. La première année on sème de l'avoine, la seconde on sème du froment ou du seigle.

L'étang est ensuite remis en eau et empoissonné avec du *nourrain* qui formera plus tard le poisson de vente, et de la *feuille*, poisson plus petit, qui est destiné à former le *nourrain*.

L'empoissonnage d'un étang se compose de carpes, de tanches et de brochets; ces derniers sont en petit nombre. On leur associe des carpots, espèce de mulets pouvant acquérir le poids de 10 à 15 kilogrammes et dont la chair est des plus succulentes quand ils ne pèsent que 3 à 6 kilogrammes; passé ce poids elle devient coriace et indigne d'un gastrosophe. Les fermiers et les propriétaires conservent religieusement cet excellent produit des étangs.

L'expérience a conseillé de pêcher tous les ans, attendu qu'un produit plus fréquent et annuel convient mieux au cultivateur et surtout au fermier, qu'un produit qui se fait attendre, et attendu qu'il est démontré que si l'on attend deux ans on perd un huitième ou un dixième sur les deux années.

Durand, homme d'estime et de considération, qui a publié en 1834 une consciencieuse notice sur les étangs de la plaine du Forez, est arrivé à cette décevante conclusion que le produit brut en poisson n'est que de 100 francs par hectare et par an, dont il faut défalquer moitié pour frais d'empoissonnage, de garde et de pêche, sans compter le risque des gelées, de sorte qu'il ne reste en produit net que 50 francs au plus par hectare. Il faudrait que le sol fut bien pauvre et la culture des céréales bien arriérée pour qu'un pareil état de choses puisse subsister en présence des influences si pernicieuses des étangs sur la santé publique.

Je dois dire un mot de l'assec au point de vue de la salubrité.

Des terrains recouverts d'eau pendant plusieurs années, retenant les détritus végétaux et animaux sur un sol imperméable, doivent, sous l'influence de l'humidité et de la chaleur, continuer à produire des émanations semblables à celles que nous avons mentionnées comme produites par ce que l'on appelle la queue des étangs et former pendant tout le temps de leur culture en céréales, des foyers d'émanations dangereuses, qui ne disparaîtront que sous l'influence d'un labourage de plusieurs années, accompagné d'amendements convenables.

MARES ET PETITS COURS D'EAU.

Nous devons insister d'une manière particulière sur les causes d'insalubrité qui sont la conséquence des mares, des cours d'eau se rendant à la Loire, des cours d'eau destinés à favoriser l'écoulement des eaux pluviales nuisibles à l'agriculture.

Mares. — On rencontre auprès de presque toutes les habitations rurales des mares formées par une eau croupissante. On trouve, en quelque sorte, dans l'intérieur même des habitations des mares plus infectieuses ; nous voulons parler de ces mares qui sont dans l'enceinte murée que l'on est convenu d'appeler une cour, enceinte formée par la maison d'habitation, les écuries et les hangars. Cette cour est placée en contre-bas. Là, on laisse s'accumuler et se mélanger jusqu'à l'époque des semailles : les fumiers, les détritus de la grange, le purin des écuries, les autres immodices de la ferme et les eaux pluviales. Toutes ces substances en fermentation forment, pendant les temps humides, un bourbier que l'on ne peut traverser sans se mouiller qu'à l'aide de grosses pierres ou de planches que les habitants déposent à l'usage des piétons.

Cours d'eau. — Les cours d'eau se rendant à la Loire ou à l'une des principales rivières présentent, pendant les chaleurs, les mêmes inconvénients que les étangs. En effet, il se produit alors un atterrissement presque complet. Dans certains points seulement, vu le peu de déclivité du sol, il reste des flaques d'eau croupie fournissant des émanations paludéennes. Il en est de même des fossés maîtraux.

Il est à propos de mentionner qu'il existe quelques marais dans la plaine du Forez et que, en 1740, on a tenté la culture du riz à Naconne, commune de Cleppé, laquelle, fort heureusement pour la salubrité, n'a pas réussi.

HABITATIONS, VÊTEMENTS, RÉGIME.

Habitations. — En général, les maisons, dans notre plaine, sont construites en pisé et recouvertes de tuiles creuses que l'on fabrique sur plusieurs points de cette contrée. Non-seulement les maisons disséminées, mais encore celles des villages et des bourgs sont construites à un seul étage, qui sert de grenier. Le rez-de-chaussée, étroit, bas et humide, forme la cuisine, la salle à manger, la chambre à coucher, le tout constitué souvent par une seule pièce, contigue à l'écurie. Les ouvertures exigues sont solidement scellées comme si l'on craignait l'entrée du soleil et de l'air. Il est rare, même pour les grandes exploitations agricoles, de rencontrer des habitations construites d'après les données de l'hygiène.

Vêtements. — Les Foréziens ne présentent rien de particulier quant à la forme de leur habillement. Mais nous devons mentionner que presque tous nos paysans couchent sur des lits de plume qui provoquent en toute saison une transpiration débilitante et prédisposant à l'absorption des miasmes par la peau lors des fraîches matinées de l'automne et du printemps. En outre, le cultivateur non seulement n'a pas la précaution de se vêtir convenablement le matin et le soir, mais il pousse encore l'imprévoyance jusqu'à pratiquer nu-pieds la culture des terrains humides ou la conduite des bestiaux dans les pâturages couverts de rosée.

Régime. — Le régime des habitants de la campagne dans la plaine du Forez est loin d'être reconstituant. Il se compose de pommes de terre, de laitage, de légumes, de pain noir, l'eau pour boisson. Certains jours de la semaine un peu de salaison. Le dimanche libations souvent trop copieuses au cabaret.

ASSOLEMENT.

Bois. — La plaine du Forez qui devait être très-boisée à l'époque gallo-romaine, ainsi que nous l'avons indiqué, est aujourd'hui presque entièrement dépouillée d'arbres. Les affluents de la Loire sont, il est vrai, bordés de grands arbres essence chêne, frêne, peuplier, aulne, et les bords du fleuve de l'essence saule.

Dans le reste de l'étendue de ce bassin, on ne rencontre que quelques arbres de lisière, essence chêne, quelques bouquets de pins pinastres diminués de jour en jour par les besoins du bassin houiller de Saint-Etienne. Nous devons cependant mentionner les bois Clurieux, des Ardilliers, du mont d'Uzore, la forêt de Bas, le bois Sury, etc.

Vignes. — Comme il est facile de le prévoir, d'après la nature du sous-sol, les vignes sont rares dans la plaine, d'une étendue et d'un produit insignifiants. On en rencontre à Saint-Etienne-le-Mollard, Sainte-Agathe-la-Bouteresse, Montbrison, Boën, Saint-Germain-Laval, Saint-André-le-Puy, Montverdun, le mont d'Uzore où M. de Saint-Pulgent vient de tenter la réussite d'une plantation.

Prairies. — Dans la contrée que nous étudions, les prairies naturelles sont loin d'être en rapport avec son étendue et surtout avec ses besoins.

Leur nombre augmentera considérablement si, comme on doit l'espérer, les travaux d'irrigation projetés et étudiés sont mis à exécution.

Quant aux prairies artificielles, d'introduction récente, elles ne peuvent s'établir que sur certains terrains disposés à cet effet naturellement ou par l'agriculture améliorée. Nous reviendrons sur ce sujet.

Terres labourables. — Pour se faire une idée juste de l'agriculture de la plaine du Forez, encore bien arriérée, malgré les nombreux efforts fructueusement tentés depuis le commencement de ce siècle par des hommes laborieux et intelligents, nous croyons qu'il est nécessaire de présenter sa situation telle qu'elle est décrite dans la statistique de Duplessy, publiée en 1818, et de mentionner ensuite les améliorations progressives effectuées jusqu'à ce jour.

Culture de la plaine en 1818. — Voici ce qui se trouve consigné dans la page 257 et suivantes. « Un point uniforme dans la méthode des assolements de la plaine de Montbrison (du Forez), est le retour des céréales tous les deux ans : le froment entre pour un tiers dans la première sole, le surplus est en seigle. L'année intermédiaire seule offre quelque différence dans l'emploi des terrains.

« Dans les chambons de première qualité, le chanvre succède toujours aux céréales et celles-ci au chanvre, sans interruption ; le travail de la bèche soutient cette culture

« Dans les chambons de qualité inférieure, ainsi que dans les varennes, la seconde sole est employée pour un quart en racines, légumes, grains de mars et plantes oléagineuses, le surplus demeure en jachère.

« Les montagnes de l'*est* qui confinent au département du Rhône, se sont enrichies depuis quelques années d'une amélioration notable résultant de l'introduction de la culture du trèfle. L'assolement bisannuel continue à y tenir le cultivateur esclave ; mais l'année intermédiaire, employée maintenant à la production des fourrages, a fait succéder l'abondance à la stérilité : l'accroissement du nombre de bestiaux, l'effet des engrais plus abondants ont tout-à-fait changé l'aspect de l'agriculture de ces cantons.

« Toutefois, cet exemple salutaire a été jusqu'ici presque sans fruit pour les habitants de la plaine ; quelques pièces de trèfle éparses çà et là s'y font à peine remarquer, mais nulle part cette culture n'entre dans un système régulier d'assolement.

« Si nous recherchons les causes de cette inertie, nous les trouvons : 1° en quelques lieux, dans la qualité du sol ; 2° en beaucoup d'autres, dans l'ignorance des cultivateurs ; 3° dans presque tous, dans le défaut des moyens pécuniaires.

Expliquons chacun de ces motifs :

1° La qualité du sol ;

Les cantons où 6 à 10 centimètres de terre légère recouvrent à peine un banc de tuf ou de glaise, repoussent la culture du trèfle et celle de la plupart des fourrages artificiels ; de pareils terrains retenant l'eau en hiver et desséchés par les premières chaleurs de l'été ne peuvent devenir vraiment productifs que par leur conversion en étangs et en général ils sont ainsi employés.

2° L'ignorance des cultivateurs ;

Ceux de la plaine connaissent le trèfle et ignorent en quelque sorte sa culture ; s'ils font quelques essais de cette plante, c'est presque toujours pour la dévouer au paturage. Détruite ainsi en naissant, elle est d'un produit à peu près nul. L'exemple seul pourrait réformer cette vicieuse méthode et ce serait aux propriétaires à le donner ; mais la classe des propriétaires cultivateurs est extrêmement peu nombreuse dans la plaine, et le petit nombre de ceux qui se livrent à des travaux agricoles est, en général, resté esclave volontaire de la routine du pays.

3° Le défaut de moyens pécuniaires ;

La culture du trèfle exige quelques avances ; l'emploi du plâtre est à peu près indispensable. Le capital des bestiaux doit s'accroître avec les moyens de consommation et les bâtiments de la ferme doivent s'agrandir dans la même proportion. Or, la plupart des cultivateurs sont hors d'état de se livrer aux moindres avances, et peu de propriétaires consentent à les faire.

Le maïs et le millet ne sont cultivés nulle part en grand dans le département. »

Il passe ensuite aux instruments aratoires sans donner de grands détails sur le tubercule si important de notre agriculture, la pomme de terre.

« La grande charrue, avec deux roues, n'est en usage dans ce département que chez quelques cultivateurs de la plaine, qui l'emploient à défricher ou à rompre les terres fortes et dures. Toutefois, depuis quelques années, son emploi s'est considérablement étendu.

« L'araire simple y est d'un usage universel ; c'est un instrument trop connu pour être décrit. Il remue difficilement la terre au-delà d'une profondeur de 3 à 6 pouces (13 à 16 centimètres).

« On se sert aussi de la *courrière,* charrue légère, dont le soc a la forme d'un fer d'une bêche ; elle a pour versoir une planche mobile qui se place alternativement de chaque côté ; mais on ne l'emploie ordinairement que pour les défrichements.

« Les charrues, araires, etc., sont attelés de bœufs ou de vaches, rarement de chevaux.

« Le bêche est souvent en usage pour cultiver des morceaux de terrain peu étendus, pour des champs de prédilution.

« La herse est triangulaire ou carrée et à dents de fer ou de bois.

« Le rouleau n'est pas inconnu. Il est souvent remplacé par un instrument appelé plane.

« Les chars à bœufs à quatre roues sont d'une construction

solide et d'un grand service, ainsi que les charrettes et tombereaux à deux roues. »

Tel est l'inventaire des instruments aratoires de la plaine du Forez en 1818.

« La culture varie peu dans les diverses localités. Les terres sont ordinairement labourées trois fois pendant l'année de jachère. La semence est recouverte par un léger labour, et pour mettre le grain à l'abri des eaux de l'hiver, on relève la terre en sillons étroits ; il arrive souvent néanmoins que, par la négligence du laboureur, la vase provenant du nettoyement des fossés qui entourent les terres, laissée sur le bord, s'élève et forme un obstacle à l'assainissement du fond. Il y a plus, le labour amenant sans cesse la terre au bout du sillon, augmente l'inconvénient auquel ne remédient qu'inparfaitement quelques rigoles tracées à l'aide de l'araire, en suivant les dépressions accidentelles du terrain et aboutissant, en creusant profondément le sol, aux fossés qui entourent la terre ensemencée. Ces rigoles, plus profondes que les sillons et qui sont plus ou moins nombreuses et plus ou moins contournées selon l'exigence du terrain, portent le nom de *rayes-gouttières*. Le meilleur moyen à adopter serait de bomber les terres au milieu pour procurer l'écoulement des eaux sur les bords.

« Souvent on ouvre le chaume à la fin de l'hiver par un labour qui ne remue que la moitié du sol ; après un délai, un nouveau labour refend les sillons, et sur la fin de l'été, après avoir hersé et conduit les fumiers, on donne un labour croisé, c'est-à-dire dans un sens contraire du premier. Les cultivateurs riches en bétail, plus soigneux ou plus intelligents, donnent, si la saison le permet, un hersage et un labour de plus, et s'en trouvent toujours bien.

« La disette des engrais est générale dans la plaine. »

Avant que l'auteur de la statistique du département eût écrit ce qui précède, un homme actif, intelligent et zélé, Belzivrie, venait du Dauphiné aux Rions, commune de Chalain-le-Comtal, faire de l'agriculture progressive. Le premier, dans la plaine du Forez, il cultiva le trèfle et la luzerne de 1802 à 1808 avec succès. La première machine à battre qui ait paru dans le pays lui fut envoyée par le comte Siméon en 1816 ou 1817. En 1827, 28, 29, cet homme de progrès, placé à la tête de l'exploitation de la vaste terre du comte Bastard de l'Etang, située sur la commune de Nervieux, appartenant aujourd'hui à M. Palluat, fit disparaître les étangs voisins du château de la Salle, procura par là un état sanitaire meilleur aux fermiers voisins. Il rompit le sol avec la grande charrue, le scarificateur et l'extirpateur ; mais, oubliant ce sage précepte de Caton : *Bene colere optimum, optime colere malum*, il défonça le sol trop profondément, amena à la surface la terre argileuse qu'il ne pouvait amender avec la chaux dont l'emploi en agriculture n'était pas encore répandu, les récoltes manquèrent à son grand détriment personnel. Cependant il eut la gloire d'introduire à la Salle la culture de la betterave qui lui fournit des plants pesant jusqu'à neuf kilogrammes. A la même époque, le général Duperron faisait à Feurs de l'agriculture progressive et tentait l'usage de la chaux.

La première charrue Dombasle qui fut employée dans la plaine du Forez, a été introduite par un homme de bien dont le pays conservera longtemps le souvenir, du Rosier, cet homme si simple et si bienfaisant !

Avec ce coup d'œil judicieux, qui le caractérisait, il reconnut dans la charrue Dombasle un instrument aratoire éminemment utile à la culture de notre plaine qu'il habitait dans son château de la Varenne à Salt-en-Donzy, il fit l'acquisition d'un de ces instruments, le fit conduire à Feurs, pria un de ses fermiers d'en faire usage dans un bon terrain.

Ce fermier, routinier comme tous ceux de la plaine, lui répondit que pour ne pas lui déplaire il consentait à s'en servir pour labourer le champ indiqué, mais qu'il ne voulait le faire que la nuit pour éviter les quolibets de ses voisins en cas de non réussite.

Il fit ainsi qu'il est dit et la récolte ensemencée sur le terrain préparé par ce nouvel instrument fut si satisfaisante qu'après la moisson le fermier priait M. du Rosier de lui procurer, pour son propre compte, deux charrues pareilles. Ainsi, l'instrument aratoire le plus utile, le plus à la portée de tous les cultivateurs, le plus répandu aujourd'hui, fut obligé d'entrer dans notre culture pendant les ombres de la nuit comme un appareil dangereux. *(Les détails qui précèdent m'ont été fournis par M. du Rosier lui-même une année avant sa mort.)*

Etat présent de la culture de la plaine du Forez. — Le premier élan est donné par Belzivrie, la culture des plantes fourragères prend élection de domicile, la charrue Dombasle, bien conduite, remplace les sillons étroits par de larges billons formant un double plan incliné ayant de chaque côté une raye-gouttière profonde se rendant dans les fossés qui entourent les terres ; le trèfle, grâce à l'emploi du plâtre, fournit tout le fourrage et tout l'engrais que l'on devait attendre de sa culture méthodique, le jachère disparaît pour faire place à la culture alternée composée de céréales, de plantes sarclées, oléagineuses, ou fourragères ; la chaux vient amender les terrains argileux et leur faire produire des froments qui rivalisent avec ceux des meilleurs chambons.

Drainage. — Instruments agricoles. — Le progrès marchant à grands pas nous amène le drainage perfectionné, le défoncement méthodique du sol, les instruments nouveaux soit pour cultiver, défoncer et ensemencer le sol, soit pour lever promptement les récoltes et éviter ainsi l'intempérie si funeste des saisons pluvieuses.

Machines à vapeur. — La vapeur elle-même, ce puissant agent, régularisée depuis le commencement de ce siècle, est venue dans notre plaine montrer à la France avec quelle souplesse elle pouvait se prêter aux exigences de l'agriculture.

Malgré tous les exemples donnés, soit mauvaise qualité du sol, soit incurie ou pénurie de ceux qui le cultivent, la majeure partie de la plaine du Forez est encore livrée à la mauvaise culture décrite par Duplessy en 1818.

D'après ce qui précède, il est facile de reconnaître que l'industrie de la plaine du Forez est essentiellement agricole, que cette industrie tend à s'améliorer grâce à la généreuse initiative de quelques personnes de mérite, ayant foi à l'avenir, qui font tous leurs efforts pour combattre la vieille routine et montrer aux plus incrédules que leurs ancêtres n'étaient pas arrivés à la culture parfaite et que l'on peut retirer du sol bien cultivé des produits bien plus abondants et bien plus lucratifs. En effet, malgré leur nonchalence, un grand nombre de fermiers ou de propriétaires ruraux, entraînés par la réussite de leurs voisins, se livrent aujourd'hui à la culture récente du trèfle, de la betterave, du collet-vert et surtout du maïs, comme plantes fourragères et sont les premiers à proclamer avec enthousiasme les nombreux avantages de cette nouvelle manière de faire.

La pomme de terre, grâce à l'industrie récente de ceux qui exploitent en grand les féculeries, se cultive sur une large étendue de notre plaine et donne aux agriculteurs des bénéfices aussi sûrs que considérables.

La culture du colza est aussi d'un bon rapport.

Chevaux. — Un autre amélioration récente qui mérite d'être signalée, c'est celle de la race chevaline. Cet important progrès agricole est encore dû, dans le Forez, à la généreuse initiative de ses habitants. En 1851, sous l'impulsion du conseil général, une commission hippique se constituait à Montbrison, désignait pour la monte un étalon percheron appartenant au vétérinaire de Feurs, auquel était allouée une somme de 500 fr. votée.

Deux ans plus tard, l'Etat établissait un dépôt d'étalons à Montbrison et un autre à Feurs quelques années après, lesquels viennent d'être reconnus insuffisants pour le nombre de saillies réclamées chaque année.

L'amélioration de notre race chevaline, dont on constate la marche progressive chaque année, sur l'hippodrome de Feurs, à l'époque des courses créées par la société hippique du département, à l'instigation du marquis de Poncins, son président, tient non-seulement à la présence des étalons de l'Etat, mais encore à la plus grande quantité et à la meilleure qualité des fourrages.

Bœufs. — Nous devons citer l'amélioration de la race bovine, laquelle, il y a trente ans à peine, avait besoin, le matin, pour aller au labourage, que le bouvier l'aidât à se lever de dessus la litière en la soutenant par l'appendice caudal, et cela se passait même dans les meilleures fermes des bords de la Loire.

Aujourd'hui, grâce au progrès dont se montrent jaloux, non-seulement les propriétaires, mais encore quelques engraisseurs et éleveurs, nos bœufs figurent avec honneur sur les marchés de boucherie de Lyon et même de Paris.

Porcs. — La race porcine est encore un produit très-lucratif pour l'habitant de notre plaine, qui vend à bon prix une quantité considérable de jeunes porcs et qui en engraisse quelques uns soit pour l'usage de sa maison, soit pour la charcuterie. Les races anglaises, d'introduction récente, commencent à fournir des sujets à la consommation.

Moutons. — Les moutons sont aussi un objet de spéculation lucrative pour l'habitant de notre contrée. Il va à la fin de l'hiver acheter dans les montagnes d'Auvergne des troupeaux de moutons qui s'engraissent promptement dans les terres semées de froment et qui sont ensuite vendus à la boucherie de Lyon ou de Saint-Etienne.

Oies et dindons. — Une autre ressource assez importante de l'agriculteur de la plaine du Forez, ce sont les troupeaux d'oies et de dindons qu'il élève chaque année, sans compter les canards, les gallinacées qui peuplent la basse-cour et qui fournissent un produit d'œufs et de jeunes sujets assez considérable qui s'écoule facilement sur Saint-Etienne ou sur Lyon, grâce aux importants marchés hebdomadaires de Montbrison, Saint-Galmier et Feurs. Inutile de dire que le chanvre et les céréales s'écoulent avec la plus grande facilité.

Gibier. — La plaine du Forez est un des pays les plus giboyeux pour le lièvre, le lapin, la perdrix grise et les diverses espèces de gibier d'eau qui, au moment du passage, viennent s'abattre dans ses nombreux étangs.

Poissons. — Indépendemment des produits fournis par ces réservoirs, créés de main d'homme, la Loire, le Lignon et l'Aix sont peuplés par une grande quantité de poissons recherchés par les professeurs de gastronomie, tels sont : la lotte, l'anguille, la truite, la perche, le goujon, la tanche, le barbeau, le brochet, la carpe, etc., et, à certaines époques de l'année, l'alose, la lamproie, le saumon. N'oublions pas les écrevisses qui peuplent les petits cours d'eau.

Notons, au point de vue médical, les sangsues que l'on trouve dans certains étangs rarement mis en culture.

Routes. — La plaine du Forez laisse peu à désirer sous le rapport des faciles communications avec les centres de populations qui l'avoisinent. Sans parler de la Loire qui est flottable une partie de l'année, cette contrée est traversée par deux routes impériales qui se croisent à Feurs, l'une allant de Lyon à Bordeaux et l'autre de Paris à Marseille. La ligne ferrée de Lyon à Paris, par le Bourbonnais, longe la rive droite du fleuve. Le premier chemin de fer construit en France, celui de Saint-Etienne à Andrézieux, vient rallier le bassin houiller avec notre plaine. Il existe, en outre, plusieurs routes départementales, plusieurs chemins vicinaux de grande communication et un grand nombre de chemins vicinaux d'intérêt collectif. De plus, les chemins vicinaux, proprement dits, vont toujours en s'améliorant, grâce à la bonne répartition des journées de prestation qui ne sont plus disséminées.

Cabarets. — Une industrie qui est loin d'être salubre occupe une grande place dans les agglomérations de la plaine du Forez, nous voulons parler des débits de boissons. Il n'est pas, en effet, le plus petit centre de population qui ne possède un ou plusieurs cabarets où les travailleurs viennent consommer des vins ou des préparations alcooliques trop souvent falsifiés. Feurs, petite ville de moins de 3,000 habitants, possède à elle seule près de soixante-dix établissements soumis aux droits des contributions indirectes *(ab uno disce omnes)*. Les principaux inconvénients de ces débits de boisson sont d'amener des rixes souvent fâcheuses et d'absorber le salaire des ouvriers.

Avec les améliorations agricoles qui ont augmenté la somme de bien-être dans notre plaine a surgi un vice : le luxe. En effet, une chose qui depuis dix à douze ans frappe le médecin observateur c'est le luxe poussé à l'extrême que les travailleurs inculquent à leurs enfants des deux sexes. Dans tous nos petits centres de population on voit des enfants à peine sortis de la mamelle mieux parés que ne l'étaient autrefois ceux des marquises. A mesure qu'ils grandissent on étale sur cet ancien panier, que l'on est convenu d'appeler crinoline, des replis d'étoffe pouvant servir à la confection de deux vêtements ordinaires. Aussi qu'arrive-t-il déjà ? C'est la crinoline de la jeune fille, âgée à peine de quinze ans, qui vient le soir dans la rue barrer le passage, dans nos petites localités, au voyageur en lui demandant le moyen d'en augmenter l'ampleur.

DE L'AIR DE LA PLAINE DU FOREZ

Après l'étude du sol, des eaux qui le recouvrent et de ses productions, il importe de traiter spécialement de l'air qu'on respire et de son influence sur la population.

La température moyenne de la plaine de Feurs est d'après M. Gruner de 11° 3 millim.

La pression atmosphérique est en moyenne de 734 millim. 07.

L'amplitude moyenne de la variation barométrique diurne observée de huit heures du matin à quatre heures du soir par le docteur Rey est 1 millim.

L'udométrie donne en moyenne 634 millim.

Il nous est impossible de fournir des données sur la tension électrique plus ou moins exagérée avec nos maladies endémiques.

Vents. — Les vents dominants dans la plaine du Forez sont le sud et le sud-ouest; vient ensuite le nord. Les vents les plus rares et aussi les plus faibles dans cette région sont ceux de l'est et du sud-est; ils ne règnent en général qu'un ou deux jours de suite et précèdent habituellement les vents du sud et du sud-ouest.

Ce sont en quelque sorte des vents de transition qui font toujours succéder le sud au nord et la chaleur au froid.

Au reste on l'a remarqué depuis longtemps, le plus souvent les vents se suivent dans un ordre régulier, presque toujours le même. Après une certaine période de vent du nord, l'atmosphère se calme, une faible brise venant de l'est ou du sud-est se fait sentir pendant un ou deux jours, puis le sud ou le sud-ouest s'élève avec force, dure quelques jours et amène la pluie.

Ce sud-ouest passe alors à l'ouest et au nord-ouest, qui est, dans nos contrées, le plus fréquent après les deux vents dominants. Le nord-ouest est toujours froid et ramène au printemps les neiges tardives et les giboulées de mars, causes si fréquentes de pleuro-pneumonies. En été et en automne le sud-ouest amène les pluies diluviennes souvent suivies d'inondations de la plaine du Forez. Enfin, revient le vent du nord direct et avec lui un temps plus sec. Inutile d'ajouter qu'en météorologie plus qu'en autre chose, la règle n'exclut pas l'exception.

On nous pardonnera cette trop longue digression sur les vents lorsque nous parlerons du transport des miasmes.

Pluie. — Les pluies dans notre plaine sont principalement amenées par les vents du sud et du sud-ouest. Tant que ces vents durent, les pluies sont fines et chaudes, elles deviennent froides, à larges gouttes et abondantes lorsque le vent tourne à l'ouest ou au nord-ouest.

La saison la plus pluvieuse, si l'on ne tient compte que du volume d'eau tombée, serait l'automne, surtout octobre et novembre ; mais si l'on calcule d'après les jours pluvieux on trouve que le printemps l'emporte sur l'automne et que ce sont les mois de avril, mai et juin qui se trouvent en première ligne. Les mois d'été fournissent plus d'eau que ceux d'hiver.

Grêle. Neige. — La grêle ravage rarement notre contrée. Les neiges et les gelées ne présentent rien de particulier à noter pour la plaine dont nous parlons.

Composition de l'air dans la plaine du Forez. — L'air atmosphérique de la plaine du Forez comme celui des pays les plus salubres est composé de 79 parties d'azote, 21 d'oxigène avec quelques millièmes d'acide carbonique, une quantité variable de vapeur d'eau et un peu d'hydrogène carboné.

MIASME PALUDÉEN.

Mais il s'impreigne là du miasme paludéen que tout observateur sérieux doit admettre quoique la chimie ne soit pas encore parvenue à lui donner un corps ; il doit l'admettre comme il admet la vie dont il ne lui sera probablement jamais permis de pénétrer l'essence.

Ces émanations marécageuses sont suspendues en particules extrêmement ténues dans la vapeur d'eau de l'atmosphère, ayant l'air pour véhicule dont elles suivent les courants. Elles sont le plus souvent invisibles, comme la vapeur qui leur sert de support; quelquefois on les aperçoit au-dessus des étangs sous formes de brume. Dans quelques circonstances elles sont inodores, souvent d'une odeur désagréable, fade, nauséabonde, très prononcée dans les soirées d'été.

Deux circonstances sont indispensables pour la production du miasme paludéen. 1° Un sol submergé pendant plus ou moins longtemps, produisant une végétation active et abondante, renfermant une quantité considérable d'insectes ou d'animaux aquatiques; 2° La chaleur venant activer par l'évaporation l'assec de la totalité ou d'une notable portion des terrains inondés et favoriser la décomposition putride des détritus végétaux et animaux.

Aussi c'est dans les pays les plus chauds que naissent et se propagent ces fléaux destructeurs, tels que la peste, la fièvre jaune, le choléra morbus, résultats de miasme particulers.

Dans la localité qui nous occupe, le miasme paludéen pour se développer avec toute son intensité morbifère exige ces deux mêmes causes que nous venons de signaler.

En effet, chez nous la grande endémie des fièvres palustres ne s'observe avec toute son intensité qu'à partir du mois d'août jusqu'en novembre, encore faut-il que l'année soit chaude et humide. S'il règne une longue sécheresse, ou si des pluies prolongées continuent à couvrir d'eau les terrains inondés, les fièvres paludéennes, résultat de l'infection du miasme, sont rares dans la plaine et dans les coteaux qui l'environnent. Si, au contraire, il y a une alternative de chaleur et d'humidité avec prédominance de la chaleur, les étangs, les cours d'eau, les mares se dessèchent en grande partie ou d'une manière complète et alors les myriades d'insectes, de vers, de crapauds, de grenouilles, dont les déjections et les cadavres viennent se joindre au détritus des plantes aquatiques, fournissent les émanations constituant le miasme qui agira plus ou moins promptement et d'une manière plus ou moins intense sur les populations voisines de son foyer de dégagement et de production et même sur celles qui, par leur position topographique, devraient se croire à l'abri de ses atteintes s'il n'avait pas pour auxiliaire les vicissitudes atmosphériques ainsi que nous allons tâcher de le démontrer.

Le miasme est produit, il se dégage emporté par la vapeur d'eau provenant du lieu de sa naissance. Cette vapeur se mélange aux couches les plus inférieures de l'air atmosphérique et sous l'influence de la chaleur qui chauffe de plus en plus le sol, la vapeur d'eau infecte s'élève dans l'atmosphère à une hauteur d'autant plus grande que l'action solaire est plus intense. Cet agent toxique a disparu sans nuire aux habitants voisins. Mais il est parti pour revenir ou pour porter au loin sa funeste influence et voici de quelle manière.

Si l'air est calme, le miasme reste au-dessus du foyer qui lui a donné naissance, mais le soir et pendant la nuit, la vapeur d'eau, son véhicule, est obligé de se condenser sous l'influence du refroidissement qui s'opère dans l'atmosphère, de redescendre vers le sol, où elle vient agir d'une manière très insalubre sur les habitants qui subissent en ce moment son contact empoisonné.

Si après son ascension dans l'air, la vapeur d'eau imprégnée de miasmes, rencontre un courant atmosphérique, elle est entraînée dans la direction du vent et va porter plus ou moins loin et à des altitudes plus ou moins élevées sa pernicieuse influence au grand étonnement des habitants de contrées indemnes de fièvre intermittente et des médecins traitants.

J'ai vu le miasme paludéen de la plaine du Forez déterminer en 1860, après de fortes chaleurs au mois de juillet, des fièvres intermittentes graves dans la commune d'Ailleux, située à la cote 722, chez plusieurs individus qui n'avaient pas quitté la localité.

Nous avons signalé le principal agent infectieux de la plaine du Forez, son mode de production ou ses causes, sa marche dans l'atmosphère ; étudions maintenant les moyens qui sont donnés à l'homme par la nature pour se préserver de sa fâcheuse influence et les désordres physiques et moraux qu'il éprouve quand il ne peut pas résister à son action délétère.

Nous ne croyons pas, à l'exemple de beaucoup de médecins trop imbus des doctrines matérialistes, que tout soit dans les agents modificateurs externes pour produire un état morbide ou une maladie, l'organisme restant passif jusqu'à ce qu'il réagisse ; nous pensons au contraire que, pour qu'une maladie quelle qu'elle soit ait lieu, il faut deux ordres de conditions : l'une se rapportant aux agents ambiants, l'autre à l'organisme vivant qui se trouve en rapport avec eux.

L'activité qui constitue l'être humain le met en garde contre les éléments qui tendraient à le changer ou à le détruire. C'est pourquoi cette activité étant variable en intensité chez les individus, les uns seront affectés par le miasme paludéen là où d'autres conserveront leur état de santé à cause d'une idiosyncrasie particulière.

Il faut tenir compte des âges pour le sujet qui nous occupe. La vieillesse subit moins facilement l'intoxication paludéenne que l'enfance, la jeunesse et l'âge adulte. Quant au sexe l'homme est plus souvent affecté; c'est peut-être parce qu'il s'expose d'avantage et qu'il abuse de tout.

Le tempérament où le système bilieux domine, prédispose à la fièvre intermittente; puis vient le tempéramment sanguin. Les individus atteints de polysarcie sont très exposés aux accès pernicieux. Plus un homme est faible, plus il est exposé à contracter la fièvre de marais.

La grande influence de l'habitude ne préserve pas l'homme de l'action lente, profonde et durable des eaux, de l'air et des lieux, mais elle le familiarise jusqu'à un certain point avec l'influence pathologique des émanations paludéennes, et permet aux habitants de la plaine du Forez une sorte de santé, à moins que l'énergie d'action des émanations marécageuses jointe à des circonstances accidentelles ne vienne donner lieu à la fièvre. Les étrangers, les habitants des montages surtout, résistent moins que les autres aux effets des effluves paludéens et sont plus exposés à la perniciosité.

Les habitants aisés de notre plaine se défendent avec beaucoup plus de succès contre l'influence du climat que les individus de la classe indigente; parce que leurs aliments sont plus reconstituants et plus sains : ils peuvent faire usage du vin; parce qu'ils ne sont pas contraints de s'exposer aussi longtemps et aussi immédiatement à l'action des vapeurs infectes; enfin ils sont mieux logés, mieux vêtus et font pour la plupart, de fréquentes apparitions dans les auberges des villes voisines, les jours de marché et de foire. Nous reviendrons sur ce sujet en parlant de la prophylaxie et des causes des maladies palustres.

CONSTITUTION PHYSIQUE ET FACULTÉS MORALES DU FORÉZIEN.

L'air vicié par les émanations paludéennes a une grande influence sur la constitution, les habitudes physiques, les facultés morales et intellectuelles des habitants de la plaine du Forez.

Etat physique. — Dans les deux bassins du Lignon et de l'Aix, la population est chétive, son développement est tardif, l'homme de vingt ans parait n'en avoir que seize ou dix-huit; chaque année à l'époque du recrutement on remarque parmi les causes ordinaires de réforme le défaut de taille et la faiblesse de la constitution.

L'habitant de ces contrées se reconnaît, au premier aspect, à son teint blême, terreux ou plombé, à ses traits allongés, maigres ou bouffis, à ses chairs flasques, à sa démarche lente, à une certaine mollesse dans tous ses mouvements, et à son gros ventre. Ce volume du ventre est déterminé surtout par le grand développement de la rate qui occupe jusqu'à la moitié de la cavité abdominale; il est occasioné encore souvent par le développement anormal du foie et de celui du tube intestinal, lequel paraît dépendre de la grande quantité d'aliments que le forézien est obligé de digérer, pour suppléer au peu de parties nutritives qu'ils contiennent. Plus le ventre est gros, plus les parties supérieures sont hâves et maigres, et plus aussi les membres inférieures sont engorgés, variqueux, frappés d'ulcères rebelles et disposés à la gangrène. Les habitants de cette partie de la plaine du Forez sont si familiarisés avec la fièvre qu'ils interrompent à peine leurs travaux quand ils en sont affectés. C'est avec une indifférence entière qu'ils s'abandonnent à ses atteintes; ses suites ont reçu chez eux le nom expressif de *traîne*. Cette traîne, grâce à leur incurie et à leur apathie, non seulement se prolonge pendant des mois entiers, mais encore se conserve assez souvent jusqu'à l'automne de l'année suivante, époque à laquelle sous l'influence des mêmes modificateurs apparaît une maladie nouvelle plus sérieuse que la première à cause de la débilité plus grande de l'organisme.

A ces caractères physiques correspondent des mœurs en général douces, un calme qui dégénère en une extrême apathie, la plus grande imprévoyance, un attachement opiniâtre à des pratiques routinières et l'indolence, mère de la pauvreté. Pour cette population la vieillesse commence à la quarante-cinquième année, la décrépitude arrive à cinquante-cinq ans, peu d'individus prolongent leur carrière jusqu'à soixante.

Le tableau que nous venons d'esquisser n'est applicable qu'aux localités subissant à un haut degré l'influence pernicieuse des étangs. Les habitants des bords de la Loire et des principaux centres populeux de la plaine offrent au contraire une population qui diffère peu sous le rapport de la constitution physique de celle des contrées salubres.

Etat moral. — L'habitant de la plaine du Forez est dévot, mais toute sa religion consiste dans quelques pratiques extérieures, dans quelques croyances superficielles, sans aucune influence sur ses actions ; toute sa philosophie est un goût extrême pour les charlatans, une foi aveugle aux vieilles commères, aux médecins aux urines, aux sorciers, aux rebouteurs, etc. un attachement invincible à ses habitudes, une résignation inébranlable à sa destinée.

Que le forézien se trouve transporté dans un autre milieu avant d'avoir éprouvé de trop profondes atteintes des effluves

ves paludéens, il est tout aussi capable de grandes choses que les habitants des contrées les plus salubres. Citons les Papire-Masson, l'anatomiste Duverney, le colonel Combe, etc, et la devise du drapeau de la légion de la Loire qui était : *Bravoure et discipline.*

Après avoir étudié d'une manière toute spéciale le sous-sol de la plaine du Forez, son sol, ses cours d'eau, ses étangs créés de main d'homme, ses eaux potables, ses bois, ses prairies, l'habitation, le régime alimentaire, les vêtements de ses habitants, la culture du sol, les influences atmosphériques sur la population, nous devons nous occuper d'une manière aussi étendue des individus qui peuplent cette contrée et qui sont le domaine de la physiologie, de la pathologie, de la thérapeutique et de l'hygiène.

Comme on doit s'y attendre, tous les habitants de la plaine du Forez subissant l'influence des miasmes paludéens qui se dégagent soit du sol, soit des étangs, soit des cours d'eau mal entretenus, soit des marais et des mares diverses ; miasmes qui, suivant la direction des vents, la température diurne ou nocturne plus ou moins élevée, peuvent porter leur action délétère à de plus ou moins grandes distances ou à des altitudes plus ou moins considérables, ces habitants doivent présenter un degré de chloro-anémie en rapport avec les localités qu'ils habitent, avec leur régime alimentaire, avec les imprudences hygiéniques commises, etc.

De plus, ils doivent pouvoir être atteints de toutes les affections auxquelles sont exposés ceux qui vivent dans les contrées marécageuses, affections mentionnées par Hippocrate dans son *traité* des airs, des eaux et des lieux.

La pathologie des maladies paludéennes comprend non seulement les fièvres palustres (*intermittentes, rémittentes, continues,)* que le grand Linnée avait signalées comme fréquentes sur les sols argileux, mais encore les engorgements de la râte, du foie, des ganglions mésentériques ; les névroses, les névralgies, les ulcères aux jambes, l'ergotisme, les affections vermineuses, les dégénérescences variées qui finissent par amoindrir et faire disparaître un grand nombre d'hommes.

Cependant nous devons mentionner ici la véracité de la loi d'antagonisme formulée par le docteur Boudin.

En effet, dans notre plaine on rencontre peu de cas de phthisie pulmonaire et de fièvre typhoïde.

De nos jours la chloro-anémie des Foréziens est loin d'être aussi prononcée qu'en 1824, époque à laquelle se publiait l'*Etude médicale des marais*, par Monfalcon. Ce vénéré maître ne rencontrerait plus à Feurs ni à Montbrison certains habitants ressemblant à des squelettes ambulants.

Nous avons, avec connaissance de cause, divisé la plaine du Forez en trois bassins au point de vue médicale : 1° celui de la Loire avec ses deux affluents, le Bonson et la Mare ; 2° celui du Lignon avec son principal affluent le Vizézi ; 3° celui de la rivière d'Aix avec ses deux principaux affluents l'Ysable et l'Onzon. Le bassin de la Loire du sud au nord, reposant sur des alluvions anciennes ou modernes, au moins dans sa plus grande étendue, serait assez salubre, malgré les pernicieux effets des inondations, si sur la rive droite, à Saint-Cyr, Valeilles, Salt-en-Donzy, Salvizinet, Civens, Saint-Laurent-la-Conche et Feurs, la main des hommes n'eût établi de nombreux étangs dont on augmente encore l'insalubrité en y faisant rouir le chanvre.

Les deux autres bassins reposant sur l'argile de l'époque tertiaire, recouverts d'un grand nombre d'étangs, sillonnés par un grand nombre de fossés dont l'écoulement se fait mal, sont sans contredit les plus insalubres du pays. Les habitants sont atteints de toutes les affections que nous avons indiquées comme propres aux localités palustres.

Aussi la mortalité est-elle au-dessus de 2,50 p. 0/0, la moyenne qui est établie pour l'ensemble de la France comprenant les localités salubres et insalubres.

D'après l'ingénieur Lagrange, en dépouillant les registres de l'état civil pendant les dix années 1835 à 1844 on a trouvé les chiffres suivants, pour le nombre annuel des décès par 100 habitants dans les communes ci-après énoncées appartenant surtout à la partie nord-ouest de la plaine du Forez.

COMMUNES.	Mortalité pour cent.	OBSERVATIONS.
Ste-Foy-St-Sulpice	4,97	
Montverdun	4,03	
Pommiers	3,70	
Arthun	3,63	Communes situées dans l'angle nord-ouest de la plaine du Forez.
St-Etienne-le-Molard	3,49	
Bussy-Albieux	3,37	
Mornand	3,28	
Poncins	3,24	
Ste-Agathe-la-Boutaresse	3,18	
Valeilles	3,18	Portion de la plaine de la rive droite couverte d'étangs.
Feurs	3,13	
Magneux-Haute-Rive	2,95	
Salt-en-Donzy	2,89	
Meylieu-Montrond	2,85	Sur le bord du bassin.
St-Rambert	2,83	
Chalain-d'Uzore	2,82	
Boisset-lès-Montrond	2,81	
St-Romain-le-Puy	2,74	Situé en partie sur une hauteur.
Sury	2,66	Sur une partie relativement élevée de la plaine.
Chalain-le-Comtal	2,65	
Mizerieux	2,64	
Balbigny	2,57	Sur le bord de la plaine, et déjà en grande partie en dehors du terrain tertiaire.
Boën	2,51	

En jetant les yeux sur ce tableau on voit figurer au nombre

des communes offrant la plus grande mortalité celles qui sont situées sur l'ondulation de terrain qui sépare les deux bassins les plus insalubres : celui de l'Aix et du Lignon, quoique les étangs soient rares à leur voisinage, ainsi que les cours d'eau infectieux. Telles sont les communes de Sainte-Foy, Saint-Etienne-le-Molard, Sainte-Agathe-la-Bouteresse.

Cette mortalité plus grande, n'a rien de surprenant quand on s'est bien rendu compte, comme nous l'avons fait, de la direction que prennent les miasmes sous l'influence des agents atmosphériques. Nous ajouterons qu'il doit en être ainsi. En effet, ces communes se trouvent à une certaine hauteur situées entre les deux bassins que nous avons signalés comme les plus insalubres en allant du sud au nord et réciproquement. Par conséquent elles subissent pendant une majeure partie de l'année l'influence des miasmes paludéens, apportés par les vents du sud ou du nord que nous avons reconnus être les plus fréquents.

Si cette considération n'était pas capable d'entraîner la conviction des plus incrédules, nous pourrions ajouter les communes situées à mi-coteau de la partie ouest de la plaine du Forez, telles que Marcoux, Saint-Julien-d'Oddes, Lezigneux où la mortalité, d'après les recherches du même ingénieur Lagrange, est de 2,63 à 2,61 p. 0/0 quoiqu'elles ne possèdent pas d'étangs. Ce surcroît de mortalité leur vient des miasmes enlevés par les vents dans les contrées marécageuses voisines et transportés sur les habitants de ces communes que leur position topographique tendait à faire reconnaître comme très salubres. Nous pourrions citer comme aussi exposées aux fièvres paludéennes toutes les communes qui bordent à mi-coteau la plaine du Forez et qui sont plus ou moins impressionnées suivant la direction que prennent les vents dans la saison où le dégagement des effluves paludéens est le plus considérable. La même observation doit être faite pour Saint-Romain-le-Puy, Sury, Chalain-le-Comtal, Mizerieux. Quant à Valeilles, Salt-en-Donzy, nous devons remarquer que le boisement de ces communes ne s'oppose pas à leur insalubrité; il en est de même de Saint-Cyr-les-Vignes.

M. Gruner a prétendu en se foudant sur les recensements comparés de 1846 à 1851, que la population tendait à décroître dans plusieurs communes de la plaine. En consultant les recensements faits en 1846 et en 1861 nous avons reconnu qu'elle tendait au contraire à augmenter comme il est facile d'en juger par le tableau suivant donné par M. Gruner et comparé au recensement de 1861 :

NOM DES COMMUNES.	NOMBRE des habitants		Décroissement en 5 ans.	RECENSEMENT DE 1861 comparé à celui de 1846.		
	1846	1851		1861	En plus.	En moins.
Ste-Foy-St-Sulpice...	430	408	22	438	+ 8	»
Montverdun.........	518	456	62	453	»	— 65
Pommiers........ ...	625	567	58	596	»	— 29
Bussy-Albieux.......	670	645	25	734	+ 64	»
St-Etienne-le-Molard..	622	574	48	626	+ 4	»
Mornand...........	461	449	12	502	+ 41	»
Poncins............	704	675	29	712	+ 8	»
Magnieux-Hte-Rive....	521	444	77	484	»	— 37

Ce tableau examiné superficiellement, indiquerait que les communes signalées comme appartenant aux plus insalubres voient en général leur population augmenter plutôt que diminuer.

Mais depuis 1851 il existe un élément d'accroissement dans la population, c'est le grand nombre de fermiers ou colons que plusieurs propriétaires ont fait venir de la plaine de Roanne pour cultiver leurs domaines.

Le tableau suivant que nous avons dressé d'après les recensements de 1846 et de 1861, comprenant une période de quinze années, montre que la population tend à décroître dans la plupart des communes où la mortalité a été signalée comme dépassant la moyenne de celle de toute la France :

COMMUNES.	Recensement 1846	Recensement 1861	En moins.
Montverdun	518	453	65
Pommiers	625	596	29
Magneux-Haute-Rive	521	484	37
Salt-en-Donzy	425	385	40
Valeilles	695	652	43
Chalain-le-Comtal	585	563	22
St-Paul-d'Uzore	155	137	18
St-Cyr-les-Vignes	1,059	984	75
Marclopt	278	272	6
Chalain-d'Uzore	284	279	5
Cleppé	537	527	10
St-Georges-de-Baroilles	666	652	14
	6,340		364

Pour douze communes subissant l'influence des effluves paludéens, nous trouvons à la fin d'une période de quinze années la diminution énorme de 364 dans le chiffre de la population, tandis qu'elle augmente dans le reste de la France et même dans les localités moins insalubres de notre plaine. Ainsi Balbigny qui ne comptait en 1846 que 1321 habitants, en comptait en 1861 1661 et offrait par conséquent le chiffre de 340 dans l'augmentation de sa population.

CHLORO-ANÉMIE PALUSTRE.

De son influence dans le traitement des maladies aiguës et de la pneumonie en particulier.

Cette affection est admise par la généralité des praticiens

qui exercent l'art de guérir dans les pays marécageux. Elle consiste dans la diminution des globules rouges du sang et probablement dans l'augmentation des globules blancs de ce fluide, augmentation que l'on a désigné dans ces derniers temps sous le nom de leucocytémie, leucémie; affection admise par une autorité bien connue dans le monde médical, le professeur Monneret de la Faculté de Paris, lequel, dans son savant traité de pathologie générale, tome I, page 156 et suivantes, dit que la leucémie se rencontre non-seulement dans l'intermittence ou la rémittence de la fièvre, mais encore dans l'engorgement de la rate, du foie et des ganglions du mésentère, lésions si fréquentes dans les pays marécageux.

Le même auteur écrit encore : « L'altération anémique du sang nous permet de mieux comprendre aujourd'hui l'influence pathologique qu'elle exerce sur le développement des phlegmasies. En effet, la diminution des globules fait prédominer l'élément fibrineux, absolument comme dans l'inflammation, avec cette différence que celle-ci élève le chiffre de la fibrine d'une manière absolue, tandis que l'anémie ne l'éléve que relativement, parce que les globules diminuent. On explique ainsi la forme et la consistance du caillot, qui est pour ainsi dire deux fois couenneux, couenneux par l'anémie, couenneux par la phlegmasie, la violence des symptômes fébriles, la chaleur cutanée, la fréquence du pouls et les réactions vives qui se passent du côté du cerveau et de tout le système nerveux. Il est rare que la *phlogose anémique* ne prenne pas, dès le principe, une marche ataxo-adynamique très alarmante. Ceux qui ont observé le rhumatisme articulaire chez des individus très-anémiés, savent combien les accidents sont mobiles, changeants, disposés à s'arrêter court, pour recommencer ailleurs. Souvent aussi les phlegmasies excitent une suppuration prompte, des ramollissements et des symptômes de résorption purulente.... Ainsi donc, l'anémie favorise le développement de l'inflammation et la rend plus grave. »

Cette affection produite par le miasme paludéen, analogue à celles causées par les émanations mercurielles, plombiques, sulfhydriques, domine toute la pathologie de la plaine du Forez et surtout la thérapeutique des diverses maladies dont les habitants de cette contrée peuvent être atteints. Cette modification imprimée par les effluves marécageux à l'organisme de tous les habitants de notre contrée, reléguée dans l'ombre par les partisans des émissions sanguines, doit occuper le premier plan de notre cadre nosologique et se refléter plus ou moins sur tous les malades soumis à l'observation du médecin, et l'éclairer sur l'opportunité ou la nocuité de l'emploi des évacuations sanguines abondantes quel que soit la maladie qu'il est appelé à combattre chez le Forézien.

En effet, le miasme paludéen dont l'absorption s'opère par toutes les voies qui peuvent lui fournir une entrée dans l'économie : la peau, la muqueuse de l'appareil respiratoire et digestif, produit une intoxication. Cet empoisonnement agit sur l'ensemble de l'économie ; il altère non-seulement les forces agissantes, mais encore les forces radicales, suivant l'expression de l'école de Montpellier. Quand même une cause accidentelle ne vient pas déterminer la manifestation morbide qui lui est propre (la fièvre palustre), le sujet qui a subi son influence est un malade à part, quelque soit la maladie qui se déclare dans son agrégat vivant.

Le médecin qui s'obstinera à ne tenir aucun compte de

cette profonde modification de l'organisme, quoique souvent peu apparente, sera, malgré tout son mérite, exposé à de fréquentes et nombreuses déceptions, malgré le traitement en apparence le plus rationnel qu'il fera suivre à ses clients.

En effet, la chloro-anémie palustre, sans présenter son plus haut degré d'existence, que l'on observe dans la cachexie qui survient à la suite des fièvres intermittentes que l'on laisse se prolonger ou qui sont sujettes à de fréquentes récidives, et qui imprime un cachet spécial sur le physique et le moral de tous ceux qui en subissent les influences, existe chez tous les Foréziens d'une manière plus ou moins prononcée et à des degèrs difficiles souvent à apprécier de prime abord.

Nous allons encore étayer notre dire sur la pratique de quelques judicieux praticiens et nous soumettrons ensuite notre observation personnelle à l'appréciation de nos lecteurs.

Nous avons connu particulièrement un médecin de la plaine du Forez, élève de l'école de Montpellier, docteur très-répandu, ayant une réussite dans le traitement de ses malades bien supérieure à celle de ses confrères, et s'abstenant de la saignée d'une manière si générale que le vulgaire affirmait que ce médecin ne pouvait pas supporter la vue du sang, qu'il s'était trouvé mal en pratiquant une première saignée.

Lui demandant un jour de nous renseigner sur ce que ce dire populaire pouvait avoir de fondé, il nous répondit avec la franchise qui le caractérisait : Voulez-vous que je tire du sang à des malades qui n'en ont pas plus que les grenouilles qui peuplent les étangs, dont ils subissent la funeste influence ?

Nous comprîmes cette réponse, devenue scientifique depuis la découverte de la leucémie et cela d'autant plus facilement que nous partagions les idées de notre honoré confrère sur la nocuité de la saignée pratiquée chez les habitants de la plaine du Forez.

Le fils de cet éminent praticien, médecin exerçant dans les localités où son père prodiguait ses conseils, suivant textuellement les préceptes qui lui ont été inculqués, s'est acquit une clientèle bien plus nombreuse que celle d'un docteur instruit et méritant qui habite le même chef-lieu de canton, mais qui, malgré ses nombreux insuccès, s'est obstiné à suivre les préceptes de l'école physiologique.

Quant à notre pratique personnelle et à notre abstention d'une manière générale des évacuations sanguines chez le Forézien atteint de la maladie où l'on a spécialement conseillé ce mode de traitement, la pleuro-pneumonie, nous devons entrer dans quelques détails.

Elève externe, ensuite interne dans le service de la salle Saint-Bruno, à l'hôtel-dieu de Lyon, composée de 100 lits, occupés par des hommes, nous avons vu pendant une période de sept années nos vénérés maîtres, Monfalcon et Roy, traiter les pneumonies, arrivant dans leur service, par les boissons chaudes et l'oxyde blanc d'antimoine à la dose de deux à six grammes dans les vingt-quatre heures, tenu en suspension dans un véhicule convenable, par quelques sangsues appliquées, loco dolenti, quand la douleur de côté était trop aiguë; nous avons vu cette méthode suivie de résultats bien plus satisfaisants que ceux obtenus dans les salles où l'on continuait à employer les émissions sanguines abondantes et d'une manière plus ou moins jugulante.

Inutile de rappeler ici que la population ouvrière de Lyon est plus ou moins chloro-anémique.

Les heureux résultats obtenus par les deux praticiens que nous venons de citer, nous déterminèrent à choisir pour sujet de notre thèse inaugurale le traitement de la pneumonie aigüe. Nous la soutinmes à Paris en 1847, devant cette Faculté où Broussais est représenté par l'éminent professeur Bouillaud, et nous écrivions alors, en parlant de la population de la plaine de Feurs : « En supposant que le médecin veuille pratiquer sur ces chétives constitutions plusieurs ou même une seule saignée dans un cas de pneumonie, il trouverait une résistance insurmontable et de la part du malade et de la part de ceux qui l'entourent, car l'expérience leur a appris que ce mode de traitement précipite la terminaison funeste de la maladie. »

Soutenant à cette époque que la méthode jugulante appliquée dans la plaine du Forez jugulerait plus souvent les malades que la maladie, était une proposition si vraie qu'après quinze années d'une pratique assez heureuse, il nous est encore impossible de prescrire un looch même simple et voici pourquoi.

Lorsque à notre début à Feurs nous voulumes parler à nos malades de cette inoffensive préparation pharmaceutique, nous n'entendîmes qu'un cri de réprobation prononcé soit par le client, soit par ceux qui l'entouraient : Ah ! monsieur, pas de looch ! il a tué mon père, ou ma mère, ou ma sœur, etc., etc.

Connaissant la nature du traitement employé par nos devanciers, nous nous enquîmes alors si avant le looch le médecin traitant n'avait pas pratiqué une ou plusieurs saignées. Toutes les réponses furent affirmatives pour nous convaincre qu'il en avait été ainsi; que le malade avait été soulagé par la saignée; mais qu'il avait succombé après les premières cuillérées de looch administrées.

Partant de cette indication et nous rappelant cet ancien adage : *Vulgus vult decepi, decipiatur*, nous remplaçâmes le looch si réprouvé par le julep gommeux, tenant en suspension l'oxyde blanc d'antimoine, et cette nouvelle lettre de crédit fut acceptée généralement.

Quoique nous ayons soutenu dans notre thèse inaugurale que l'oxyde blanc d'antimoine obtenu par voie de précipitation du tartre stibié par l'ammoniaque et bien lavé était un spécifique contre la pneumonie, nous devons avouer franchement que l'efficacité de cet agent pharmaceutique disparaît toutes les fois qu'il existe un état suburral des premières voies et qu'on doit le remplacer par le tartre stibié à la dose de dix à vingt-cinq centigrammes dans les vingt-quatre heures.

Nous devons ajouter que dans la pneumonie des viellards l'emploi du kermès minéral à doses fractionnées l'emporte sur l'usage des autres préparations antimoniales.

Malgré les statistiques tendant à établir que la pneumonie guérit plus souvent lorsqu'elle n'est traitée que par les soins hygiéniques, nous persistons à regarder les diverses préparations antimoniales judicieusement administrées comme son spécifique et à croire que le praticien éclairé ne doit pas négliger leur emploi dans le traitement de cette maladie.

Dans le traitement de la pneumonie, maladie fréquente dans notre plaine en automne et au printemps, nous employons, outre les préparations antimoniales, les boissons mucillagineuses chaudes. Quant il existe un point de côté, parfois si fatiguant pour le malade, nous le faisons disparaître presque à coup sûr, non par les sangsues, mais par un large vésicatoire camphré (15 centimètres sur 10) appliqué loco dolenti et pansé avec diapalme.

Nous avons en outre pour habitude de faire appliquer entre les épaules du malade un emplâtre stibié quelque soit l'époque de la maladie. C'est là notre baromètre. En effet, l'éruption à la peau ne se fait qu'au moment où la phlegmasie interne tend à décroître.

Nous recommandons d'une manière toute spéciale à nos malades de boire chaud et de se tenir chaudement. Nous avons expérimenté sur nous même l'heureuse influence d'une transpiration abondante et prolongée au début d'une pleuro-pneumonie.

En 1851, à la suite d'un refroidissement subit, ayant eu lieu quelques instants avant notre coucher, nous nous sommes réveillé à six heures du matin, pendant l'hiver, avec un point très-douloureux siégeant sur le côté gauche de la poitrine et avec expectoration couleur de brique pilée. Immédiatement, sans sortir du lit, nous nous sommes fait emmailloter dans une couverture de laine placée en contact avec tout le corps, sauf la tête, et apporter tous les quarts d'heure un bol d'infusion de fleurs de mauve très-chaude. Nous sommes resté pendant trente-six heures à transpirer dans cette même couverture. Après ce laps de temps, crachats rouillés et point de côté avaient disparu pour ne plus revenir.

C'est un remède pour le médecin et non pour les malades, car nous ne croyons pas qu'un seul veuille subir la longue torture de ce maillot qui pourtant nous a radicalement guéri d'une affection aiguë d'autant plus grave que nous étions alors, comme aujourd'hui, sous l'influence d'un catarrhe pulmonaire héréditaire lié à une diathèse rhumatismale.

L'opinion que nous venons de formuler sur la nocuité de la saignée dans les cas de pneumonie s'applique à toutes les maladies aiguës dont le Forézien peut être atteint. Cette règle générale n'admet que de rares exceptions.

Il est une manifestation de la chloro-anémie contre laquelle le praticien doit se tenir en garde, je veux parler de ces symptômes que les habitants de notre plaine éprouvent au printemps surtout et qui simulent une turgescence sanguine : ciphalée, caphalalgie, étourdissements, malaise, faiblesse générale, perte d'appétit. Si l'on examine avec soin ceux qui les accusent et qui viennent vous demander une saignée, on constate qu'ils ont en général un teint blaffard, jaune-verdâtre ou terreux, avec maigreur ou bouffisure de la face, pouls mou, dépressible et sans fréquence, langue large, épaisse, recouverte d'un enduit blanc-jaunâtre.

Le praticien peu expérimenté qui obtempérera à la demande qui lui est faite de pratiquer une saignée de bras s'exposera à de fâcheux mécomptes.

Un fait pris parmi plusieurs autres servira à mettre dans toute son évidence la proposition que nous venons d'émettre.

Un journalier, homme de trente-trois ans, au teint terreux, aux joues bouffies, vint ce printemps dernier, un dimanche matin, nous prier dans notre cabinet de lui pratiquer une saignée du bras pour le débarasser, disait-il, d'étourdissements qu'il éprouvait depuis plusieurs jours. Il nous fut facile de constater chez ce client une chloro-anémie prononcée, avec embarras gastro-intestinal signalé par l'état de la langue qui était épaisse, saburrale. Il nous avoua que depuis plusieurs jours il n'avait pas d'appétit, qu'il éprouvait de fréquentes envies de vomir, etc. Nous lui fîmes observer qu'une purgation le débarasserait plus promptement et plus sûrement de ses malaises qu'une saignée qui pourrait chez lui amener une hydropisie. Sorti de notre cabinet, muni d'une ordonnance pour le purgatif à prendre, il alla ailleurs se faire saigner. Huit jours après, le même malade revenait nous trouver ayant les membres inférieurs fortement œdématiés, et un épanchement sereux considérable dans l'abdomen, nous disant : Monsieur, je n'ai pas voulu suivre votre conseil, je me suis fait saigner et ce que vous m'avez annoncé est arrivé ; l'enflure augmente à vue d'œil de jour en jour. Comme je suis maintenant bien convaincu que vous avez su apprécier ma maladie, je viens en toute confiance vous prier de m'aider à sortir du fâcheux état dans lequel j me trouve par ma faute. Après un juron assez énergiquement prononcé, nous dîmes à ce père de famille, dont l'état inspirait plutôt la commisération que le blâme : nous ne vous enverrons pas chez le pharmacien, mais chez le boucher, le boulanger et le marchand de vin, afin que vous puissiez trouver le moyen de vous réconforter et de faire disparaître les funestes effets de cette saignée intempestive.

Cette fois il suivit notre conseil et quinze jours après il était guéri. Inutile d'ajouter que chez ce malade il n'y avait pas d'affection organique.

On doit rappeler ici l'aphorisme de Celse, *optimum medicamentum est cibus optime datus.*

Dans tous les cas analogues nous repoussons toute espèce d'évacuation sanguine et nous ordonnons une déplétion séreuse, une *saignée blanche*, si nous pouvons nous exprimer ainsi, opérée par les émeto-cathartiques ou les purgatifs, au grand avantage de notre client qui se trouve débarassé de ses malaises, sans être trop débilité pour ne rien dire de plus.

Au point de vue pratique nous devons dire que l'expérience nous a forcé à revenir à la médecine noire du codex, comme le purgatif le plus sûr pour le Forézien chez lequel les purgatifs salins sont souvent sans effet à cause de la grande quantité de sel de cuisine dont le paysan fait usage tous les jours, ainsi que des salaisons.

Pour les indigents, nous remplaçons la médecine noire par une décoction de vingt-cinq grammes de séné et autant de sulfate de soude.

Nous venons d'exposer le traitement employé par Monfalcon dans la pneumonie en 1840, nous avons constaté qu'il s'abstenait des saignées générales dans cette maladie affectant les sujets de sa pratique nosocomiale, et cependant lorsqu'il écrivait en 1824 son histoire médicale des marais, il se montrait adepte de la doctrine physiologique.

Nepple, praticien instruit et judicieux qui nous a laissé un excellent traité des fièvres palustres dans les climats tempérés, qui a été médecin de l'hôtel-dieu de Lyon, avoue que sur quatre-vingt-cinq pneumonies traitées par lui à l'hôpital de Montluel (pays palustre) pendant cinquante-quatre mois, il a eu *vingt-quatre* décès.

Ce médecin, quoique disciple de Broussais, n'a pas craint d'écrire à la fin de son ouvrage sur les fièvres : « La plus grande mortalité a porté sur cette maladie (la pleuro-pneumonie), la plus redoutable, sans contredit, surtout parmi les indigènes du pays d'étangs, dont les poumons s'engorgent d'une manière si prompte et si considérable, que la suffocation amène la mort du cinquième au septième jour. La saignée générale ne peut être employée qu'avec parcimonie, les sangsues conviennent mieux. Le tartre stibié à la dose de 30 à 50 centigrammes dans les vingt-quatre heures, dissout dans un demi-litre de tisane, m'a donné, dans ces derniers temps, d'excellents résultats, employé immédiatement après quelques évacuations sanguines. »

Le mode de traitement que nous employons depuis plus de quinze ans pour la pleuro-pneumonie dans la plaine du Forez, lequel, comme nous l'avons dit, consiste : 1° dans l'abstention à peu près absolue des émissions sanguines ; 2° dans l'usage des révulsifs cutanés dès le principe ; 3° dans l'emploi des préparations antimoniales aidé des boissons mucilagineuses chaudes nous a donné un résultat autrement satisfaisant.

En effet, si nous sommes appelé les premiers jours de la maladie, si le malade ne commet pas deux imprudences que nous regardons comme capitales et qui sont de boire froid et de se refroidir ayant chaud, le nombre des décès est à peine de *un* sur trente malades traités.

La terminaison presque toujours heureuse de la pleuro-pneumonie soignée d'après la méthode que nous indiquons pour la plaine du Forez tiendrait-elle à une constitution médicale qui régnerait depuis 1847 ? Nous ne le pensons pas. Nous sommes persuadé au contraire que l'école physiologique a été désastreuse pour les malades de cette contrée, dont la plupart auraient guéri en n'employant que des moyens hygiéniques, si la saignée n'était pas venu les juguler.

Nous avons longuement insisté sur la nocuité des saignées chez le Forézien malade, parce que nous regardons ce mode de traitement comme plus dangereux pour lui que les fièvres intermittentes qui l'accablent.

Il existe, il est vrai, des cas exceptionnels qui réclament impérieusement la saignée, nous le savons si bien que nous ne sommes jamais dépourvu de lancette et que nous pratiquons chaque année de *trois* à *six* saignées. Les exceptions confirment la règle.

Terminons ce que nous avions à dire sur la chloro-anémie palustre en affirmant que le médecin qui voudra, dans notre contrée, user aussi largement de la saignée que dans les localités salubres, sera à chaque instant exposé à occasionner la mort de son client ou tout au moins à rendre sa convalescence plus longue.

FIÈVRE PALUSTRE.

Fièvre intermittente. — Arrivons maintenant à cette entité morbide, ce protée aux formes variées, que l'on désigne sous le nom de fièvre palustre, fièvre limnhémique, à quinquina, qui peut présenter au praticien les symptômes les plus insolites, les plus bizarres et les plus insidieux, qui souvent cache son facies dans les replis d'une autre affection qu'elle vient compliquer de la manière la plus fâcheuse. Aussi, le jeune médecin arrivé depuis peu de temps dans les contrées qu'elle ravage est-il tout surpris de voir ses malades atteints, en apparence, des affections les plus diverses succomber, bien qu'il emploie le traitement le plus approprié à la maladie diagnostiquée, tandis que ses confrères, plus vieux d'âge et d'expérience pratique, sauvent presque tous leurs clients en leur administrant à propos le sulfate de quinine ou d'autres préparations de quinquina. D'où vient cette différence ? C'est qu'il n'a pas su reconnaître la fièvre intermittente alors qu'elle était larvée. Et il est très-rare, quoiqu'on en ait dit, qu'elle soit larvée sans être en même temp pernicieuse, ou, plutôt, elle n'est souvent pernicieuse que par cela même qu'elle est larvée, c'est-à-dire qu'au lieu de se montrer elle se cache, au lieu de son visage elle vons présente le masque d'une autre maladie.

Il nous suffit d'établir qu'il existe un genre de maladies provenant des émanations palustres, chose que personne ne saurait scientifiquement contester, maladies qui peuvent être intermittentes, rémittentes ou continues, simples ou compliquées et même pernicieuses, c'est-à-dire capables d'entraîner promptement le malade au tombeau; à type quotidien, tierce, quarte, quintane, etc. L'influence tellurique, invoquée par quelques écrivains, rentre dans la cause limnhémique.

Symptômes, marche, type, etc., des fièvres intermittentes et rémittentes simples, endémiques dans la plaine du Forez.

Il est moins facile qu'on ne pense d'étudier les fièvres intermittentes simples, parce que le médecin n'est guère appelé qu'au moment où le malade se trouve tout-à-fait hors d'état de se mouvoir et surtout de prendre des aliments. Les renseignements que l'on recueille alors sont vagues et d'autant plus inexacts, qu'il est d'usage dans la campagne de faire commencer la maladie au jour où le malade a tenu le lit; et qu'il a employé le plus souvent des remèdes variés sous le rapport de leur espèce, mais semblables sous celui de leurs propriétés qui sont stimulantes au plus haut degré; en effet, ces remèdes sont du vin, du poivre, de l'eau-de-vie, de l'absinthe, etc.

Prodrômes. — Ces fièvres débutent souvent le matin ou dans le milieu du jour, lorsque le cultivateur est à son travail, assez rarement dans la nuit. Des phénomènes précurseurs annoncent le premier accès : le malade éprouve une difficulté inaccoutumée à mouvoir ses membres, il se plaint de lassitude spontanée, de douleurs contusives dans les membres et d'un malaise général dont il ne saurait rendre raison; des pandiculations, des baillements se succèdent à de courts intervalles, souvent il sent une vive céphalalgie, il est assoupi, passe plusieurs heures dans un état de stupeur, ou présente les symptômes d'un côma véritable, ses membres fléchissent; il a perdu tout désir pour les aliments; à l'anorexie se joignent des nausées, des vomissements et une pesanteur vers l'épigastre; d'autrefois il y a une excitation insolite de l'estomac et un appétit extraordinaire; une fétidité spéciale de l'haleine, avec une langue épaisse, sale et limoneuse; le malade est affecté plus vivement par l'impression atmosphérique; enfin une chaleur incommode se fait sentir à la paume des mains et à la plante des pieds.

Frisson. — Le frisson a commencé; tantôt le froid fébrile est peu de chose, tantôt il est considérable; son intensité varie depuis un refroidissement léger jusqu'au tremblement capable d'amener la fracture des dents. Lorsqu'il est à son plus haut degré, le malade fléchit ses membres, se couche sur le côté, se replie pour ainsi dire sur lui-même, recherche la chaleur et demande des couvertures épaisses ; il assure que le froid pénètre jusque dans les os et les cavités splanchniques; les tégumens sont crispés et les bulbes des poils saillants, la peau, agitée d'une sorte de frémissement, présente l'état appelé chair de poule dans le langage vulgaire et horripilation dans le langage médical. Alors une réduction de volume légère a eu lieu dans les parties extérieures du corps et les saillies des veines superficielles s'effacent, le refroidissement, *algor* des latins, est facilement distingué par le médecin qui touche le visage, les mains ou les pieds ; on ne saurait le contester, puisque le thermomètre consulté en démontre la réalité, tandis que placé sous l'aisselle ou dans la bouche cet instrument peut monter alors à 38 et même 40 degrés centigrades.

Si le frisson a peu d'intensité, le malade n'y fait aucune attention, quoique ses membres déjà refroidis soient toujours le siége de douleurs obtuses ; mais il tarde peu à éprouver la sensation de fusées froides le long de la colonne vertébrale. C'est là, c'est dans la région dorsale, et quelquefois encore c'est aux mains et aux pieds que le frisson commence; c'est de là qu'il s'étend rapidement à tout le corps ; d'autres fois, mais moins souvent, dans toute l'étendue de l'enveloppe tégumentaire. Tantôt, lorsqu'il s'est généralisé, il se conserve ainsi pendant quelque temps; tantôt les diverses régions de la peau n'en sont affectées que les unes après les autres ; tantôt il se maintient dans toute son intensité ; tantôt enfin il éprouve des modifications diverses ou n'est que passager.

Mais d'autres phénomènes ont lieu : les capillaires sanguins cutanés se vident, les fluides transportés de la circonférence au centre, se concentrent sur les membranes muqueuses, et surtout sur les parenchymes, parmi lesquels le foie, le pancréas et la rate doivent être placés au premier rang. Ces organes, surtout le dernier, sont, pendant cette période de l'accès, et chaque fois que l'accès se renouvelle, le siége d'une congestion sanguine passive qui, dans les premiers temps de l'existence de la fièvre, se dissipe complètement pendant l'intermittence, mais qui plus tard ne disparaît qu'en partie.

Pendant que les vaisseaux sanguins superficiels se désemplissent, la peau pâlit, devient livide, se couvre quelquefois de taches rougeâtres et d'une sorte de vergetures. L'expression de la physionomie a changé, son aspect est caractéristique ; les lèvres et les pommettes sont décolorées, et les ailes du nez retrécies ; le visage a une teinte plombée ; les ongles sont froids et livides.

Une heure, deux heures, telle est la durée moyenne du frisson dans nos climats tempérés.

Lorsque le froid fébrile présente son plus haut degré d'expression, le mouvement d'inspiration est gêné, une constriction insupportable est sentie à la base de la poitrine ; c'est une véritable oppression, car la respiration est petite, fréquente, se fait avec anxiété et s'accompagne quelquefois d'une petite toux. Cependant le thorax est saillant, l'abdomen déprimé, les muscles sterno-pubiens se dessinent sous les téguments du ventre. L'œil est hagard, la tête inclinée sur la poitrine, l'exercice de la parole presque impossible, la voix altérée. Les membres sont affectés d'une sorte de raideur téltanique ; ce n'est plus un frisson, ce sont des secousses brusques, vives et fortes qui agitent un grand nombre de régions musculaires, font craquer les articulations, et ne permettent au malade ni de s'asseoir, ni de rester debout, ni d'exécuter un mouvement avec liberté. Le pouls est concentré, quelquefois imperceptible, en général fréquent, très-rarement lent.

Il survient de la soif, de l'inappétence ; la bouche est sèche, l'épigastre plus ou moins sensible et tendu ; la langue est nette, pâle ou couverte de mucosités dont l'épaisseur et la teinte varient beaucoup.

Quelquefois le malade éprouve des nausées, même des vomissements. Il y a de la constipation.

Les diverses sécrétions sont modifiées; l'urine est abondante et claire, tandis que la perspiration cutanée et les suppurations extérieures sont diminuées; la sécrétion du lait peut l'être aussi. Les flux sanguins s'interrompent ou se modèrent.

Ces divers phénomènes prouvent qu'une grande perturbation s'est opérée dans l'organisme; qu'une sorte de refoulement dirige l'action vitale vers l'intérieur. Aussi, le froid est-il nommé la période de concentration. Cette période est surtout prononcée chez les individus faibles et âgés. Un froid intense, avec tremblement violent, n'annonce pas toujours un danger plus grand, cependant un froid considérable et prolongé peut être le symptôme d'un accès pernicieux.

Le froid peut manquer, ou du moins avoir été si court et si léger que les malades ne s'en sont pas aperçus.

On avait cru que chez les enfants très-jeunes, le froid était à peine marqué; M. Ebrard, au contraire, l'a constaté fréquemment. Il l'a vu à l'âge de 6 mois, accompagné de tremblement, de pâleur, de dépression du pouls, de cris plaintifs, etc.

La durée du froid peut n'être que d'un quart d'heure; plus souvent elle est de demi-heure ou d'une ou deux heures, rarement de trois, quatre, cinq ou six heures.

Depuis quelques années nous avons remarqué que le stade de froid manquait souvent et qu'en général il était de courte durée. Comme ce fait s'observe surtout chez les personnes suivant un bon régime, nous croyons devoir attribuer cette modification de la période de concentration de la fièvre à la meilleure qualité du pain dont le cultivateur commence à faire usage.

Stade de chaleur. — Le frisson devient de plus en plus

fugace, diminue et cesse enfin. Quelques instants se passent pendant lesquels le malade n'éprouve ni sensation de froid, ni sensation de chaud. Alors arrive une légère sensation de chaleur, qui semble parcourir les tissus sous cutanés. Cette chaleur se fait sentir surtout au visage et à la tête, qui est souvent le siége d'une douleur sourde et profonde dans la région occipitale ou fronto-orbitaire. Elle est d'abord partielle partant de la tête, de l'épigastre ou des pieds. Elle occupe déjà la peau que les parties intérieures sont encore affectées par le froid. Pendant qu'elle s'établit le tremblement cesse. Cette chaleur, d'abord partielle, devient générale, très-intense et même pénible. Cependant, le thermomètre ne monte guère que d'un ou deux degrés. Quelquefois même il s'élève moins que dans la période de froid comme l'ont prouvé les expériences de M. Gavarret et celles de M. Turrel.

Dans ce stade, une réaction, une expansion a lieu. La peau se colore, les tissus s'épanouissent, le visage s'anime, les yeux sont brillants, les sensations deviennent plus vives. Il y a même souvent un peu d'excitation cérébrale. La céphalalgie perd de son acuité pour devenir gravative, et les douleurs des membres se changent en courbature.

Le pouls est large, souple ; sa fréquence augmente.

La respiration n'est plus aussi gênée, mais elle conserve de la fréquence.

La bouche est encore sèche et la soif assez vive.

La peau s'assouplit, mais elle est ardente.

L'urine est moins claire.

Le stade de chaleur peut n'être que très peu marqué. Cependant il est rare qu'il dure moins d'une heure. Il peut se prolonger de deux à six heures et même dépasser ce terme.

Stade de sueur — A la chaleur succède la troisième période, qui est celle de la sueur. Quelque temps avant que cette dernière commence, la peau devient douce au toucher et un peu humide. Une légère moîteur apparait au front, sur le devant de la poitrine, au dos, à la partie interne et supérieure des cuisses, et finit par occuper toute la surface du corps. Elle peut être abondante ou légère, consister seulement dans une faible moiteur ou être copieuse au point d'humecter une grande partie du lit où le malade est couché. Elle est pour l'ordinaire chaude, tenue et incolore; dans certains cas visqueuse et jaunâtre; très-rarement froide. Son odeur, le plus souvent, communément, aigre et analogue à celle du levain, est quelquefois douceâtre, semblable à celle qui a lieu dans l'état de santé. D'autrefois elle est fétide.

La température réelle diminue d'un à deux degrés.

Le pouls perd de sa fréquence; la respiration se ralentit.

La sécheresse de la bouche, la soif cessent, ainsi que l'anxiété et le malaise des premières périodes.

L'urine est rare, très-foncée et dépose en se refroidissant un sédiment semblable à de la brique pilée, sédiment surtout composé d'acide urique et d'urate d'ammoniaque.

Dans tous les cas où le diagnostic de l'élément intermittent est douteux, le praticien qui exerce son art dans les contrées où les fièvres intermittentes sont endémiques doit tenir un grand compte de ce dépôt briqueté qui quelquefois est le seul indice certain pour diriger son traitement d'une manière avantageuse pour le malade.

La période de sueur peut se prolonger pendant quelques heures. Les malades sont souvent obligés de changer plusieurs fois de linge.

C'est presque toujours pendant le stade de sueur qu'apparaissent sur les lèvres, chez un grand nombre de malades, souvent dès les premiers accès, les vésicules assez larges d'un herpès non confluent et très-léger, dont la dessication ne tarde pas à se faire. Le vulgaire regarde cette éruption comme un indice que la fièvre est sur le point de disparaître spontanément. La chose est vraie pour le plus grand nombre des cas.

Durée. — Un accès de fièvre intermittente simple peut durer de une à trente-six heures.

Apyrexie. — Lorsque la sueur cesse, la fièvre est entièrement dissipée. Le temps qui sépare un accès de celui qui suit porte le nom d'intermission. Alors le malade semble entrer en convalescence : l'appétit est revenu, les forces se sont rétablies. Aussi, le lendemain d'un premier accès, le Forézien, qui se sent mieux, retourne à ses travaux sans prendre la moindre précaution pour prévenir le retour d'une fièvre qu'il ne craint pas, dont il se croit délivré ou qu'il ne soupçonne pas même encore. Par contre, souvent le malade éprouve de la faiblesse et de la fatigue dans les membres, particulièrement dans les hanches et dans les cuisses. D'autrefois sa face est pâle, il est sensible au froid extérieur, et sue pour les causes les plus légères. Il se plaint d'étourdissements quand il se meut, la tête est lourde, l'appétit languissant, la digestion pénible.

En général, plus l'apyrexie est longue, plus l'état de l'économie se rapproche de la santé parfaite. Tel est en général un accès de fièvre paludéenne simple. Le médecin qui arriverait dans notre contrée et qui voudrait, pour établir son diagnostic, retrouver tous les symptômes que nous avons indiqués, travaillerait souvent en pure perte. En effet, un, deux stades peuvent manquer pour ne pas dire tous les trois, lesquels peuvent aussi être intervertis. Alors, le médecin n'a pour se guider que la physionomie du malade qui présente quelque chose de particulier, de spécial, difficile à décrire, indéfinissable et que les parents ne remarquent nullement. Un praticien éclairé peut n'y faire aucune attention, tant ce signe est peu saillant quelquefois ; mais lorsque l'accès reparaît il se rappelle ce facies particulier du malade pendant la pyrexie.

Types des fièvres palustres. — Ces maladies sont le plus ordinairement soumises aux types quotidien, tierce et quarte, sur lesquels nous n'insisterons pas, attendu que la base du traitement est toujours la même.

Nous n'insisterons pas sur les fièvres palustres rémittentes et continues, puisque leur spécifique est toujours les préparations de quinquina sagement administrées, après avoir judicieusement employé les autres moyens réclamés par l'organisme souffrant.

Fièvres intermittentes anomales. — Nous ne devons pas passer sous silence les fièvres dites anomales ou larvées qui se concentrent, se circonscrivent en un espace plus ou moins limité de l'économie. C'est ce que l'on a appelé fièvre locale, fièvre partielle, febris topica. Cette fièvre peut être bornée à un œil ou à l'orbite, à un bras, aux fosses nasales, à l'utérus, à une des moitiés latérales du corps, etc.

Je rapporterai sommairement une observation dont je suis le sujet.

Au mois de septembre 1851, à 9 heures du matin, revenant à cheval de faire une course à 8 kilomètres de Feurs, je fus subitement pris d'une violente douleur dans l'œil gauche, sans trouble physiologique de cet organe. La douleur était si intense que je fus obligé de me mettre au lit. Elle était semblable à celle du rhumatisme qu'à diverses reprises j'avais éprouvé dans différentes articulations. Elle était si aiguë que je ne pouvais pas supporter que l'on marchât dans ma chambre ; elle persista jusqu'à cinq heures du soir. Alors elle disparut sans laisser la moindre trace ; je dînai avec appétit ; la nuit fut excellente. Le lendemain à la même heure, même invasion subite de la douleur dans le même organe, avec la même accuité et la même durée que la veille. Ce second accès m'ayant éclairé sur la nature de mon mal, je pris, à six heures du soir, un gramme de sulfate de quinine en une seule dose et j'attendis trois heures avant de prendre des aliments, dans le but d'étudier sur moi même l'effet physiologique de la quinine. Comme la veille, je mangeai avec appétit ; la nuit fut aussi tranquille que la précédente et accompagnée d'un sommeil aussi réparateur. Le lendemain l'accès revint à 11 heures et se termina à une heure. Il fut bien moins fort ; les souffrances ne m'obligèrent pas à me mettre au lit. Je pris dans la soirée une dose de 75 centigrammes de sulfate de quinine et j'attendis encore trois heures avant de prendre de la nourriture. A partir de ce jour la douleur n'est plus revenue. Je voulus profiter de cette occasion pour expérimenter sur moi-même l'action de la quinine à dose assez forte et constater si l'opinion du vulgaire qui accuse cette substance d'irriter l'estomac et les intestins avait quelque fondement. J'étais on ne peut mieux préparé pour ressentir cette action, attendu que je n'avais pas pris d'aliment depuis la veille. Je puis avouer avec sincérité que je n'ai pas éprouvé le moindre trouble physiologique et que depuis lors j'ai été convaincu que la quinine était, comme le mercure, victime d'un préjugé qui faisait attribuer à son action les lésions qui dépendent uniquement de la nature de la maladie.

Nous devons consigner ici les hémorrhagies nasales et utérines qui sont sous la dépendance du miasme paludéen et qui se reproduisent avec intermittence et parfois d'une manière alarmante. Comme l'a si bien démontré dans son mémoire le professeur Bouisson et comme je l'ai observé moi-même, leur spécifique est le sulfate de quinine, alors que les hémostatiques réputés les plus efficaces ont échoué. Nous en parlerons plus tard.

Fièvre intermittente pernicieuse. — Arrêtons nous à cette terrible manifestation du miasme paludéen, à la fièvre intermittente pernicieuse qui peut sidérer le malade dès le premier accès, malgré tous les efforts du praticien le plus expérimenté. Fort heureusement il n'en est pas ainsi dans la majorité des cas, et la médecine peut dans ces circonstances montrer avec gloire sa raison d'être, attendu qu'avec le spécifique qu'elle peut et qu'elle doit mettre largement en usage, elle ramène promptement à la santé des malades voués à une mort à peu près certaine sans l'intervention de l'homme de l'art.

On donne le nom de fièvres pernicieuses à des fièvres intermittentes palustres, dont l'intensité est si grande et la marche si rapide, qu'elles peuvent se terminer par la mort au premier, au second ou au troisième accès, rarement le quatrième ou le cinquième, lorsqu'on ne fait rien pour les arrêter.

Le caractère distinctif des fièvres pernicieuses, ce qui les différentie surtout des autres pyrexies périodiques, c'est qu'indépendamment des symptômes propres à ces dernières, elles offrent un phénomène prédominant et dangereux, tels que : 1° des vomissements et des évacuations alvines comme dans le choléra-morbus ; 2° une diarrhée sanguinolente avec ténesme et coliques plus ou moins fortes ; 3° une cardialgie accompagnée de vomissements ou d'efforts inutiles pour rejeter les substances contenues dans l'estomac ; 4° un flux de matières noirâtres, semblables à de la lavure de chairs ; 5° un point de côté avec toux humide, râle crépitant, crachats sanguinolents ou bien avec toux sèche, difficulté de respirer ; 6° une affection soporeuse grave ; 7° un délire violent ; 8° une hydrophobie avec fureur maniaque, envie de mordre, sécrétion abondante de salive ; 9° un froid continu qui augmente par degré et qui n'est point suivi de chaleur ; 10° une sueur abondante qui n'apporte aucun soulagement ; 11° des palpitations violentes, une douleur insupportable vers la région du cœur ; 12° des syncopes réiterées.

Ce groupe représente ce que l'on est convenu d'appeler fièvre pernicieuse cholérique, dysenterique, cardialgique, hépatique, pneumonique ou pleurétique, apoplectique, délirante, hydrophobique, algide, diaphorétique, carditique, syncopale.

Toutes les fois que l'un des phénomènes que nous venons d'énumérer se manifeste régulièrement pendant les accès d'une fièvre intermittente, que ces accès sont parfaitement dessinés et l'apyréxie bien marquée, le diagnostic est facile à établir ; la maladie est évidemment une fièvre intermittente pernicieuse.

Mais il est des cas embarassants, sur lesquels il importe de s'arrêter, afin de fournir à l'homme de l'art, peu expérimenté, les moyens d'asseoir son jugement en pareille occurence dans notre plaine.

Quand il survient un symptôme violent, annonçant une

lésion organique ou vitale, durant quelques heures et se dissipant peu à peu ou disparaissant d'une manière soudaine, on doit en craindre le retour. Cette crainte sera plus fondée si les urines déposent le sédiment briqueté dont nous avons parlé et si à la même époque et dans le même lieu existent des fièvres intermittentes.

Il ne restera plus le moindre doute sur l'existence d'une fièvre pernicieuse, si le symptôme dont il s'agit reparaît après un espace de temps semblable à celui qui sépare ordinairement les accès des fièvres intermittentes et surtout s'il se produit sous le type tierce ou double tierce.

Lorsque dans l'apyrexie d'une fièvre intermittente ordinaire, le malade conserve beaucoup de faiblesse, de chaleur, de somnolence, ou quelque désordre dans la succession de ses idées, on a de fortes raisons de penser que l'accès suivant offrira les symptômes les plus graves. Cette opinion recevra un plus haut degré de probabilité, si les premiers accès vont successivement en augmentant; il y aura presque certitude que l'accès prochain sera très intense et peut être mortel, si dans le cours de l'accès actuel on observe : 1° une grand altération des traits du visage et une grande faiblesse; 2° un sommeil profond qui a lieu à une heure extraordinaire et qui dépend exclusivement de l'accès; 3° quelque symptôme insolite, comme une douleur vive, une évacuation abondante, de légers mouvements convulsifs, du délire, de la faiblesse, et l'irrégularité du pouls; 4° une urine rare, très foncée et très fétide.

En général, dans les fièvres pernicieuses, le danger s'accroît à chaque nouvel accès. Dans certains cas cependant, un accès très-fort est remplacé par un accès léger; mais le médecin aurait grand tort de s'étayer d'un pareil changement pour porter un pronostic favorable et négliger d'agir avec promptitude et énergie, car il est d'observation qu'à cet accès peu intense succède presque constamment un accès, sinon mortel, du moins plus violent que le premier.

Ces sortes d'affections revêtent souvent la forme subintrante. Quand ce fait n'a pas lieu, il arrive fréquemment qu'au fur et à mesure que les symptômes prennent un caractère plus prononcé, la longueur des accès augmente, en sorte que ces fièvres deviennent alors rémittentes ou même parfois véritablement continues. Le froid, la chaleur et la sueur ne sont pas toujours aussi marqués dans les fièvres pernicieuses que dans les intermittentes bénignes. Il n'est pas très rare non plus qu'un de ces stades manque complètement et que les autres soient très-obscurs.

Une chose qu'il importe encore de signaler avant de passer outre, c'est que les fièvres intermittentes pernicieuses peuvent, chacune en particulier, présenter tel symptôme caractéristique, en offrir un tout différent au premier accès suivant, changer de nouveau plus tard et ainsi de suite ; en voici un exemple. En 1860 je donnais mes soins à l'enfant du marquis de P...... âgé de 2 ans et demi, atteint de fièvre intermittente tierce. Le jour de l'accès je me trouvais auprès de lui pour passer la nuit. Tout à coup le soir l'accès se manifeste par une toux croupale la plus caractéristique ; j'annonce aux parents que cet accident peut tenir à un accès pernicieux et que s'il en est ainsi cette toux croupale disparaîtra le matin. Cependant je conseillai, dans le doute, de me laisser pratiquer une cautérisation avec l'acide chlorhydrique que nous avions sous la main et qui nous avait servi quelque temps auparavant pour combattre avec succès une angine couenneuse qui s'était manifestée chez leurs deux petites filles. Ma proposition fut acceptée avec empressement et confiance. Le matin tout accident du côté de la région laryngo-trachéale avait disparu, le malade était relativement bien ; je prescrivis un lavement avec quarante centigrammes de sulfate de quinine, lequel fut gardé plus d'une heure. Malgré cette forte dose de l'antipériodique, le soir, vers la même heure que la veille, survint un accès algide. Le lendemain matin même prescription aussi bien gardée, et malgré cela, le soir accès cholérique.

M. Richard de Nancy appelé en toute hâte en consultation, put être témoin de ce dernier accès, et ce savant professeur fut comme moi convaincu que nous avions à traiter une fièvre intermittente pernicieuse, il insista sur l'emploi réitéré du sulfate de quinine à la dose déjà prescrite. Cette fois la perniciosité disparut mais l'intoxication palustre avait été si profonde que le petit malade succombait quelques semaines plus tard, par suite d'une irritation chronique du foie, des intestins et de la rate.

Nous ne saurions trop appeler l'attention des médecins sur l'imminence de la pernisiosité toutes les fois qu'il survient des accès intermittents à la suite des couches, des pertes utérines et de toute hémorrhagie abondante.

Causes de la fièvre intermittente ou plutôt de l'infection palustre. — Ici nous devons dire franchement notre opinion, attendu qu'elle est étayée sur les observations consciencieuses du plus grand nombre des auteurs qui ont écrit dans ces derniers temps sur les fièvres palustres.

Peu de contrées sont à l'abri des fièvres périodiques, mais cette affection se manifeste de préférence dans les pays bas, humides, dans le voisinage des étangs, des mares, des rivières ou cours d'eau, dont les eaux coulent avec lenteur et contiennent beaucoup de vase. Ce n'est même que dans ces lieux qu'elles attaquent un grand nombre de personnes à la fois, qu'elles règnent d'un bout de l'année à l'autre, faisant un plus ou moins grand nombre de victimes suivant les saisons. Lorsqu'il se forme dans un endroit des marais accidentels, soit à la suite de pluies abondantes, soit par la filtration des eaux ou par les inondations, les fièvres d'accès ne tardent pas à s'y montrer. Des faits nombreux, incontestables, sont là pour confirmer notre assertion. En effet, avant l'encaissement de la petite rivière de Bièvre, à Paris, les fièvres intermittentes étaient assez communes dans les quartiers parcourus par ce ruisseau.

Au voisinage de l'école de Saint-Cyr, des marais exerçaient une funeste influence ; on les fit dessécher et la mortalité diminua de plus de moitié annuellement. Bordeaux, depuis cinquante ans, s'est métamorphosé sous le rapport de la salubrité par l'élévation, le nivellement du sol, le rapide dégagement de ses canaux. Bourg en Bresse s'est trouvé assaini, par la transformation en jardin, des fossés qui entouraient les fortifications et qui contenaient toujours une eau stagnante. Montbrison, qui était aussi un foyer perpétuel de fièvres périodiques graves, s'est couvert de promenades et de boulevards qui l'ont assaini. Feurs, autrefois aussi insalubre que Montbrison, a vu disparaître les fièvres intermittentes dès l'époque où l'on a comblé et nivellé ses fossés de ceinture, détruit les mares du quartier de la Boaterie, percé du nord au sud la route impériale de Paris à Antibes. Cette ancienne capitale des Ségusiaves, d'une importance historique bien reconnue, qui avait été oubliée par tous les gouvernements qui se sont succédés depuis plus de trente ans, verra bientôt son principal vœu satisfait par la mise en exécution du décret ordonnant la rectification de la route impériale n° 89, avec plantation d'une double rangée d'arbres de chaque côté de la chaussée. Cette importante amélioration augmentera considérablement la salubrité de cette petite ville.

Un dernier fait plus concluant. Un étang, près de Verneuil, dans le département de l'Eure, répandant aux environs des fièvres intermittentes avait été desséché. Pendant vingt ans, la salubrité était rétablie, lorsque en 1807 cet étang fut de nouveau rempli ; on en forma même un second au voisinage ; bientôt apparut une épidémie de fièvres intermittentes pernicieuses.

Une cause autre que les eaux stagnantes doit être mentionnée, c'est le défrichement d'un sol depuis longtemps inculte, l'ouverture de profondes tranchées. Lors de la construction des forts de Lyon, on vit arriver dans l'hôtel-dieu de cette ville un grand nombre de fébricitants qui habitaient les quartiers élevés de Saint-Just, Saint-Iréné, la Croix-Rousse. Aussi sommes nous convaincu que dans la plaine du Forez la fièvre intermittente existera tant que les travaux d'assainissement dont nous parlerons plus tard ne seront pas terminés d'une manière complète.

Les agents météorologiques contribuent d'une manière puissante à la production de la fièvre paludéenne dont les miasmes sont la cause déterminante, essentielle, spécifique, et sont par leur action la cause occasionnelle en fournissant aux foyers palustres les éléments nécessaires pour qu'ils entrent en élaboration ; ils en deviennent quelquefois indirectement la cause prédisposante quand ils troublent et débilitent l'économie.

Ces agents sont les dissolvants et les propagateurs du

miasme, comme nous l'avons déjà indiqué ; mais nous ne saurions trop insister sur cette importante question. L'élaboration palustre, comme la germination, ne peut avoir lieu sans l'intervention de la chaleur, de l'air et de l'eau. N'allons pas au-delà et étudions successivement : 1° les conditions qui s'opposent aux élaborations palustres ; 2° celles qui les activent ; 3° enfin les causes qui influent sur l'époque des endémo-épidémies dans la plaine du Forez.

Par une chaleur sèche et continue, les matières végéto-animales se momifient, pour ainsi dire, et ne sont travaillées par aucun mouvement fermentescible.

Dès que le soleil a acquis assez d'influence pour absorber entièrement l'humidité de la terre et dessécher sa surface, si aucun orage ne vient mouiller le sol et provoquer l'exhalaison des miasmes, la constitution médicale de notre plaine ne laisse rien à désirer. Mais à la suite d'une grande sécheresse ayant duré plusieurs semaines, s'il survient tout à coup une pluie d'orage et que l'homme se trouve dans les travaux des champs, soumis à son action immédiate, l'influence miasmatique se manifeste de suite. En 1861, les ouvriers de M. Balay, dans son exploitation rurale de Sourcieux, au nombre de 40 à 50, subissent à la fin de la moisson l'influence d'une pluie d'orage ; les deux jours suivants la fièvre se déclare chez douze d'entr'eux. Traités immédiatement, ils entrent vite en convalescence et la maladie ne se reproduit pas, ni sur les affectés, ni sur ceux qui avaient subi la même influence.

Les pluies prolongées qui recouvrent nos surfaces palustres d'une couche d'une certaine épaisseur, s'opposent également aux élaborations marécageuses, en soustrayant le fond vaseux aux influencss météorologiques.

Une couche d'eau profonde, recouvrant en permanence un fond vaseux, empêche l'insalubrité de ce foyer. Enfin, le froid, la gelée ne permettent pas plus la fabrication du miasme que la germination de la graine confiée à la terre.

Voyons maintenant quelles sont les circonstances qui accélèrent les élaborations miasmatiques.

Ce sont l'humidité chaude, constante ou le jeu alternatif des météores, du chaud et du froid, du sec et de l'humide. La fin de l'été et l'automne, alors que des journées encore très-chaudes sont troublées par des averses humectant un sol sur lequel se sont accumulés les détritus végéto-animaux de tout un été. Le refroidissement qui a lieu dans l'atmosphère à partir du coucher du soleil jusqu'à son lever du lendemain matin; refroidissement qui détermine la condensation de la vapeur d'eau atmosphérique, véhicule du miasme, laquelle se transforme pendant la nuit en un brouillard plus ou moins épais et infect qui vient recouvrir la plaine et auquel les habitants ont donné le nom de père de la fièvre. En effet, sa première apparition, qui a lieu vers la fin du mois d'août, annonce le commencement de l'endémie de nos fièvres palustres.

Notons, en passant, les recherches du professeur Schonbein sur l'ozone. D'après lui, il arriverait que certains météores porteraient en diverses proportions le mal et le remède ; c'est ainsi que les orages fournissent aux foyers palustres l'humidité nécessaire pour les faire entrer en action, mais qu'en même temps l'électricité qu'ils développent donne naissance à une grande quantité d'ozone qui neutralise les miasmes végéto-animaux. Malheureusement l'effet de l'électricité est presque instantané, tandis que les élaborations palustres se continuent, aidées de la chaleur, tant que l'humidité n'est pas épuisée.

Enfin l'étude de cet agent étant encore peu avancée, nous n'insisterons pas sur son action.

Les fièvres palustres les plus graves et les plus nombreuses se manifestent à la fin de l'été et en automne, c'est-à-dire à l'époque où les rosées, les brouillards et les pluies alternant avec des jours chauds, humectent et dessèchent tour à tour les surfaces à dégagement palustre et accélèrent ainsi les élaborations effluviales.

Au printemps et dans le commencement de l'été, l'élaboration du miasme étant peu considérable, les fièvres intermittentes dans notre contrée sont moins nombreuses et moins intenses qu'en automne. Dans ces deux saisons elles disparaissent ordinairement d'une manière spontanée après quelques accès.

Le vulgaire connait cette terminaison et réclame rarement au printemps les secours de la médecine.

Il est encore d'observation que si les fièvres vernales se terminent spontanément, le sujet est moins exposé à contracter celles d'automne.

Cette bénignité de la plupart des fièvres intermittentes du printemps ne doit pas laisser dans une parfaite quiétude le médecin, car il est d'observation que pendant cette saison les cas en apparence légers revêtent promptement le caractère pernicieux.

Les météores sont l'occasion de nos fièvres palustres non-seulement en permettant la fabrication des miasmes, cause déterminante essentielle, mais aussi parfois en agissant sur notre économie ; c'est-à-dire que, toujours causes occasionnelles, ils deviennent quelquefois causes prédisposantes. En effet, une vive insolation, un refroidissement, etc., en rendant l'économie plus impressionnable, suscitent un accès chez un individu déjà imprégné par le miasme ou vivant dans un milieu palustre, tandis que la même insolation, le même refroidissement n'engendreront pas une fièvre intermittente dans un pays sain, mais une maladie toute différente : angine, pneumonie, etc.

Les refroidissements sont si souvent accusés de produire la fièvre intermittente que nous croyons opportun d'entrer dans quelques détails sur leur mode d'action dans notre plaine. L'économie est d'ordinaire plus ou moins imprégnée par le miasme, mais les forces vitales, maintenues par une bonne hygiène et par la tranquillité d'esprit, luttent contre l'impression du poison, et les sécrétions excrémentielles, notamment la sueur, si active dans la saison chaude, éliminent probablement le toxique, par leur travail épuratoire incessant. Un refroidissement, en arrêtant soit passagèrement, soit pour un temps plus prolongé, les fonctions sécrétoires de la peau, peut être l'occasion d'un accès de fièvre ; en effet, l'arrêt d'une fonction qui acquiert un si haut degré d'importance dans la saison chaude, ne se fait pas sans un trouble considérable dans l'économie dont les forces sont ainsi abattues et perturbées ; ensuite, le travail éliminatoire du toxique, si celui-ci avait déjà été absorbé, ne s'effectue plus, tandis que l'absorption par le poumon ou les voies digestives continue, d'où il résulte une accumulation du poison dans un organisme ayant à lutter contre un agent plus puissant avec des forces moins énergiques et moins coordonnées.

Nous avons supposé qu'il y avait déjà un certain degré d'imprégnation ; mais il peut en être autrement. Dans ce dernier cas, l'action, même très-prompte, d'un refroidissement s'explique également bien : l'organisme, ainsi lésé, devenant beaucoup plus impressionnable aux agents délétères contre lesquels il pouvait jusqu'alors réagir victorieusement, est obligé de subir leur atteinte toxique.

Pour terminer, nous ajouterons que le refroidissement agit, comme pour le miasme palustre, sur tous les individus soumis à l'influence de certains poisons ou virus. Il détermine l'action dn mercure latent dans l'économie, les effets de l'intoxication par le rhus toxicodendrum ; il favorise les funestes suites du virus du trigonocéphale lancéolé des Antilles, du virus rabique déposés par une morsure dans l'économie.

Dans notre plaine même, les refroidissements qu'on essuie pendant le commencement de l'été, avant l'époque de l'endémie palustre, amènent rarement la fièvre, parce que la cause occasionnelle ne peut agir que là où préexiste le germe, le miasme, la cause déterminante.

Enfin, les météores remplissent encore un autre rôle relativement aux fièvres palustres : ils donnent certains caractères, impriment certaines formes aux affections régnantes. En cela, ils agissent comme tous les agents faisant partie de la matière de l'hygiène. Si chaque saison a ses allures pyrétologiques particulières, c'est sous l'influence combinée du degré d'activité du toxique, des changements météorologiques qui se déroulent régulièrement avec l'évolution de l'année, et enfin des affections qui compliquent la fièvre palustre. Mais l'endémie peut revêtir éventuellement des caractères particuliers, quand certaines vicissitudes s'établissent et persistent quelque temps, et surtout si l'oubli des règles de l'hygiène, les fatigues, les privations, un état moral, etc., viennent concourir au même but que le règne météorologique.

Tout en admettant que les fièvres intermittentes de la plaine du Forez sont dues à un miasme, nous reconnaissons qu'il peut exister, même dans cette contrée, des fièvres intermittentes sporadiques, amiasmatiques, nerveuses, sans intoxication palustre, produites par des causes très-diverses, telles que : émotions morales, cathétérisme urétral, influences météorologiques, un refroidissement, un bain froid prolongé, etc., lesquelles ne ressemblent aux fièvres miasmatiques que par la forme.

Enfin, il existe aussi des fièvres intermittentes symptômatiques se déclarant le plus souvent pendant le cours de diverses cachexies, après la résorption purulente. Dans ces circonstances la quinquina n'est plus un spécifique certain.

Nous avons dit que l'intoxication palustre s'effectuait par la peau, par les voies respiratoires et par les voies digestives, il nous reste à démontrer cette troisième proposition.

Intoxication par les voies digestives. — Sans prétendre que le Forézien s'abreuve avec ses bestiaux de l'eau des étangs, comme M. Monfalcon l'a dit du Bressan, il est de notoriété publique que les eaux dont les habitants de notre plaine font usage laisse beaucoup à désirer sous le rapport de la qualité. En effet, les puits généralement peu profonds ne fournissent qu'une eau impaludée.

A ce propos, j'emprunterai au docteur Boudin le fait concluant du navire l'*Argo*. Les marins de l'équipage, buvant de l'eau limpide et salubre, jouissent d'une bonne santé ; 120 militaires, embarqués en santé, buvant de l'eau marécageuse puisée à Bône, sont décimés par les fièvres; 12 de ces militaires succombent en route, 98 sont déposés au Lazaret, offrant des signes non équivoques d'intoxication paludéenne. On pourrait répondre à ce fait que les militaires s'étaient trouvés, avant leur embarquement, dans des conditions spéciales. Non ; c'est bien l'absorption de l'eau marécageuse qui a agit, car ceux des militaires auxquels leurs petites économies avaient permis d'acheter de l'eau salubre ont été préservés de la fièvre. Je pourrais citer un grand nombre d'autres faits venant attester que l'eau marécageuse non filtrée, prise en boisson, peut seule déterminer la fièvre palustre.

Cette intoxication par l'eau prise en boisson pourrait tout aussi bien expliquer la manifestation des fièvres en hiver, que l'hypothèse qui fait considérer ces accès comme la manifestation fortuite d'un poison autrefois absorbé par l'économie et toléré jusque là.

Incubation. — Nous admettons en présence de faits concluants rapportés par divers auteurs que le miasme absorbé ne manifeste pas en général son action immédiatement, en produisant ces cas rares de sidération, mais qu'il peut rester dans l'économie pendant un temps plus ou moins long à l'état latent n'attendant qu'une circonstance pour produire les effets qui lui sont propres. Disons avec Littré : ce n'est ni pour avoir eu chaud, ni pour avoir eu froid, ni pour avoir suivi un mauvais régime que le malade contracte la fièvre ; c'est pour avoir été exposé au contact des marais.

Nature et siége de la fièvre intermittente. — Je ne veux pas me préoccuper de la nature ni du siége de la fièvre intermittente de la plaine du Forez, attendu que c'est une question embrouillée dans laquelle la science loin d'avancer n'a fait jusqu'à ce jour qu'un pas rétrograde. En effet, en opposition avec les vues si larges, si éminemment praticiennes du génie des anciens, la grande question de l'intoxication paludéenne se trouve rapétissée aux mesquines proportions d'une *gastrite*, d'une *myellitte* ou d'une *hypersplenotrophie* ou d'une lésion plus que problématique du nerf grand sympatique. Je dirai, avec le docteur Boudin, une chose, une seule chose est constante dans les maladies de marais, et sur elle seule peut reposer la nature de ces affections; cette seule chose constante, c'est la déviation spéciale que subit le sang sous l'influence de l'absorption du miasme; en d'autres termes, c'est l'intoxication; en dehors d'elle, mille localisations variées sont possibles, mais aucune n'est nécessaire, n'est constante, toutes sont éventuelles.

C'est précisément parce que nous admettons, sans nulle restriction, comme coïncidences possibles de l'intoxication des marais, les diverses lésions viscérales qui servent de siége à nos adversaires solidistes, que nous sommes conséquents, lorsque à la médication spécifique et en quelque sorte anti-palustre indiquée par la spécialité du modificateur paludéen nous joignons telle ou telle autre médication locale.

Nous allons même plus loin et nous disons : la fièvre intermittente est un état morbide de l'organisme tout entier. Dans l'appareil circulatoire se passent les principaux symptômes; mais le systéme nerveux y prend une part réelle et tous les organes en reçoivent l'influence directe ou indirecte.

La fièvre intermittente est un acte vital, un phénomène dynamique, une réaction de l'économie. Dans la période de froid, les forces se concentrent; dans la période de chaleur, elles suivent un mouvement inverse, suivi de détente pendant la période de sueurs.

Dans ces oscillations, la sensibilité, la tonicité, en un mot les propriétés vitales sont surtout en jeu.

Que l'on remarque le peu de rapport existant entre ce que le malade éprouve et ce que démontre la rigoureuse constatation des faits. Ainsi, le malade ressent un froid glacial, et sa température réelle est même plus élevée que dans l'état normal, et dans le stade de chaleur, à peine si le thermomètre donne un degré de plus que dans le froid. Ces phénomènes dépendent donc d'une réaction vitale très-énergique qu'il est impossible de nier quel que soit la doctrine qu'on ait embrassée.

Un grand nombre d'hypothèses ont été émises sur le retour périodique de la fièvre intermittente !...

Contentons-nous d'admettre que la périodicité morbide est une conséquence de la périodicité physiologique, et que celle-ci est une des lois primitives et constantes de l'organisme vivant. N'essayons pas d'expliquer des faits dont l'origine mystérieuse se dérobe à nos faibles investigations.

La fièvre intermittente comme moyen de guérison ou de préservatif d'une autre maladie. — La perturbation profonde, l'excitation générale, la réaction vive qui caractérisent les accès fébriles, peuvent rétablir l'équilibre rompu entre les divers organes et ramener l'état normal depuis longtemps troublé. Aussi les fièvres intermittentes sont elles quelquefois l'occasion ou la cause de la guérison de diverses maladies telles que l'hypochondrie, les palpitations de cœur, le rhumatisme chronique, le catarrhe ancien, l'ascite, la paralysie, les affections cutanées anciennes, les engorgements viscéraux, les désordres de la ménopause.

Enfin nous devons avouer que la loi d'antagonisme, formulée par le docteur Boudin, est vraie pour la plaine du Forez, où l'endémicité des fièvres intermittentes exclue le règne de la phthisie que nous avons rarement l'occasion d'observer et que la fièvre typhoïde y est peu fréquente, à moins qu'elle ne soit apportée par des sujets qui l'ont contractée ailleurs et qui la propagent par voie de contagion, comme nous en avons observé plusieurs exemples; entr'autre celui de la famille Sardin, de Saint-André-le-Puy, où dans la même maison nous avons eu à traiter un des fils employé des ponts et chaussées, qui avait contracté la maladie à Saint-Etienne, où il faisait exécuter des travaux pour l'aménagement des eaux destinées à cette ville, ensuite sa sœur, son frère, son père et deux domestiques qui l'ont transmise à plusieurs membres de leur famille où ils s'étaient retirés étant malades.

La goutte, cette atroce maladie, dont nous avons subi une attaque il y a plus de deux ans, serait-elle modifiée dans ses manifestations, ses accès aigus par l'air palustre ? Nous avons quelques raisons pour le croire. Nous appelons donc l'attention de nos confrères sur cette question.

Anatomie pathologique. — Nous ne dirons rien de l'anatomie pathologique des fièvres intermittentes de la plaine du Forez, attendu que nous n'avons pu faire aucune nécropsie. Nous renvoyons aux auteurs qui ont pu traiter la question.

Suite des fièvres palustres. — La fièvre intermittente peut laisser après sa guérison soit spontanée, soit déterminée par la médication appropriée, des engorgements de la rate, du foie, des ganglions mésentériques, lésions qui donnent au ventre un volume considérable, lequel a valu aux habitants de la plaine du Forez le surnom de *ventres jaunes*.

Elle peut laisser après elle des céphalées, des douleurs dans le rachis, des douleurs articulaires, des tremblements irréguliers, maladies qui cèdent souvent au sulfate de quinine convenablement administré.

Mais il est une autre série d'affections consécutives à la fièvre palustre qui paraissent tenir à la modification lentement subie par le sang et à l'affaiblissement de l'organisme, et qui s'observe même chez les individus qui ne sont pas encore arrivés à un degré très-avancé de la cachexie palustre. Les résultats de l'hydrémie se montrent par divers ordres de flux; ce sont des diarrhées ou des sueurs très-copieuses qui persistent quoique la fièvre ait cessé.

Souvent la diathèse séreuse s'exprime par la production de divers genres d'hydropisies; ce sont : 1° des infiltrations œdémateuses des membres inférieurs, du visage, surtout des paupières; 2° l'ascite, qui est si prompte à se former quand les viscères abdominaux sont engorgés; 3° l'hydropéricardite ; 4° les épanchements pleuraux ; 5° enfin cette altération du sang paraît exercer une influence considérable sur l'encéphale en produisant l'œdématie de son tissu, lésion qui peut amener la démence, la défaillance intellectuelle ou la folie, mais qui est la cause de l'apathie que nous avons signalée chez le Forézien.

Jadis, on attribuait l'engorgement de la rate et les hydropisies consécutives à l'emploi du quinquina; c'est une erreur dont les praticiens judicieux ont fait justice depuis longtemps en démontrant que les infiltrations et les épanchements séreux s'observent bien plus souvent après l'emploi insuffisant qu'après l'abus du quinquina et qu'il n'y a pour les guérir qu'une seule ressource, c'est de revenir à l'usage des préparations de quinquina aidées d'autres préparations pharmaceutiques.

Récidive des fièvres palustres. — Abordons franchement cette grave question qui intéresse autant le médecin que le malade, et disons hautement que peu de maladies sont susceptibles de récidiver autant que les fièvres intermittentes; que les récidives sont plus fréquentes en automne qu'à toute autre époque de l'année ; que l'on observe ordinairement, que les quartes sont plus sujettes à récidive que les tierces et celles-ci que les quotidiennes.

D'après Nepple, plus les accès ont été intenses et longs, plus les récidives sont à redouter.

Cette question de la récidive des fièvres intermittentes a toujours préoccupé les observateurs sérieux, et de nos jours un professeur émérite de clinique médicale, R.-J. Graves, commence sa XXVIe leçon ainsi :

« Messieurs, je veux aujourd'hui m'entretenir avec vous d'une question fort intéressante, dont je me suis très-sérieusement occupé depuis quelque temps, cette question, la voici : Existe-t-il quelque loi qui préside aux rechutes de la fièvre intermittente ?

« Ayant eu occasion d'observer une fièvre quarte qui a duré vingt-sept mois, j'ai pris soin de noter avec exactitude toutes les particularités de sa marche et je les ai réunies en tableau, de façon à pouvoir embrasser dans une vue d'ensemble le nombre et la date des accès. Quelque temps après, j'ai découvert que l'examen de cette table conduisait à des résultats très-importants et que j'étais autorisé à poser cette conclusion : la loi de périodicité des fièvres intermittentes ne domine pas seulement l'enchaînement et le mode de succession des paroxysmes, mais elle régit aussi les intervalles apyrétiques ; en d'autres termes, la même loi qui préside aux manifestations paroxistiques de la maladie tient sous sa dépendance les périodes pendant lesquelles il n'y a pas d'accès; bien que latente alors, son influence n'en est pas moins réelle; seulement il se passe ici ce qui a lieu dans une horloge dont la sonnerie a été enlevée : la fin de chaque heure n'est plus annoncée par le signal ordinaire.

« Cette loi, mise aujourd'hui pour la première fois en lumière, montre une fois de plus avec quelle ténacité l'élément périodique persiste dans les maladies, lorsqu'il en a primitivement influencé les manifestations; du reste, la même démonstration nous est fournie par une fonction physiologique, par la menstruation; après un arrêt de plusieurs mois elle reparait quelquefois le même jour où elle se fût montrée, si elle n'avait pas été suspendue. »

Les causes les plus ordinaires de récidives sont : l'impression du froid et de l'humidité, l'ingestion d'une trop grande quantité d'aliments, surtout s'ils sont grossiers et indigestes; un bain, une saignée, une purgation, un exercice trop fatigant, une impression morale vive, un état d'irritation des voies digestives, une phlegmasie latente quelconque. Il en est de même d'une constitution nerveuse, irritable et de la débilité que produit l'intoxication paludéenne.

La fièvre peut revenir aussi par une sorte d'habitude qu'il est difficile de rompre. Alors les causes les plus légères font reparaître le froid, la chaleur, l'agitation fébrile; le moral s'affecte, s'aigrit, ce qui contribue encore à surexciter le système nerveux.

Quant à l'époque des récidives, quoiqu'en aient dit les auteurs, elles sont variables comme les causes qui les déterminent.

Cependant il est d'observation que la récidive a lieu le

jour où l'accès se serait manifesté si la fièvre eût suivi son cours.

Diagnostic des fièvres intermittentes. — Le diagnostic d'une fièvre intermittente simple et complète est des plus faciles. Le vulgaire lui-même ne s'y trompe guère. Mais il n'en est pas ainsi des fièvres incomplètes, anormales et pernicieuses et cependant c'est dans ce dernier cas qu'il est de la plus grande importance, attendu qu'il y va de la vie du malade. Il faut un œil exercé pour éviter toute illusion funeste. Ce coup d'œil est souvent plus sûr que toutes les données des auteurs.

Pronostic des fièvres intermittentes. — En général cette pyrexie n'est pas dangereuse. Cependant une fièvre ne doit pas être abandonnée à elle-même malgré son innocuité apparente, à moins que l'on juge à propos de la laisser agir pour combattre des maladies anciennes ou prévenir des malaises imminents, car elle finirait par altérer la constitution, elle disposerait aux cachexies; plus elle durerait, plus ensuite elle serait diffiicile à détruire ou prompte à se reproduire.

Les fièvres intermittentes peuvent être graves chez les enfants, en favorisant les congestions cérébrales.

Il en est de même chez les vieillards.

Elles peuvent avoir des conséquences fâcheuses chez les femmes enceintes et devenir une cause d'avortement. Elles sont sérieuses quand elles surviennent immédiatement après la parturition. Elles présentent presque toujours alors une marche irrégulière ou des complications graves.

Tous les symptômes extraordinaires, toutes les anomalies qui accompagnent les fièvres intermittentes, méritent, de la part du praticien, une attention particulière. Ainsi, dans les fièvres pernicieuses, certains symptômes dénotent un grand danger, tels sont : l'accablement, la stupeur, la petitesse extrême du pouls, les défaillances, la pâleur, l'altération des traits. Quelques symptômes particuliers font également porter un pronostic de plus en plus fâcheux, tels sont : le strabisme et la dilatation des pupilles dans le coma; le hoquet, la sueur qui se joint au froid glacial, l'absence de réaction dans la fièvre algide, etc.

Les fièvres d'automne et d'hiver sont en général tenaces; celles qui se manifestent pendant les grandes chaleurs de l'été ont une tendance à devenir rémittentes ou pernicieuses.

La fièvre intermittente devient très-fâcheuse quand elle se manifeste chez un individu déjà atteint d'hémoptysie, de toux, de scorbut, de chlorose, etc.

Traitement des fièvres palustres. — L'opinion que nous avons émise sur la cause des fièvres de la plaine du Forez domine tout le traitement. Nous avons établi qu'elles étaient le résultat d'une intoxication palustre, qui pouvait s'éliminer par les divers émonctoires de l'économie.

Ajoutons que si cette élimination ne peut pas s'effectuer, la médecine possède un spécifique, un contre-poison du miasme, qu'elle peut et qu'elle doit employer dans les circonstances données.

Ceci admis, le traitement de la fièvre dans nos contrées est des plus simples. Le praticien n'a plus à s'occuper ni de la gastrite, ni de la gastro-entérite, ni de la myélite, ni de l'hyperspléuotrophie, ni des lésions du grand sympathique, mais bien de l'antidote propre à combattre le principe de l'intoxication. Cet antidote est le quinquina et ses préparations. Toutefois le praticien judicieux devra toujours se rendre un compte exact de l'état de l'organisme souffrant. Si les voies digestives supérieures sont encombrées par des saburres, il fera disparaître cette complication en administrant un éméto-cathartique ou un purgatif suivant les indications. Les évacuations gastro-intestinales qui seront produites suffiront quelquefois pour éliminer le toxique et faire disparaître la fièvre. Dans tous les cas, elles favorisent l'absorption de l'antipériodique qui sera donné en temps convenable.

Si les voies digestives supérieures présentent quelque signe d'inflammation, circonstance qui pourrait empêcher l'absorption du contre-poison ou rendre son emploi par la bouche nuisible en augmentant l'irritation préexistante, on administrera le fébrifuge en lavement.

S'il y a irritation gastro-intestinale et diarrhée ne permettant pas de conserver le temps voulu l'antipériodique, on doit employer les frictions sur la peau avec une préparation de sulfate de quinine concentrée et même dénuder le derme dans certains points pour fovoriser son entrée dans l'économie. On doit agir ainsi surtout quand on se trouve en face d'une fièvre intermittente pernicieuse et ne pas perdre un temps précieux à combattre des symptômes inflammatoires qui ne sont que des éléments secondaires, tandis que l'élément intermittent est le seul qui doit préoccuper le praticien judicieux.

A l'exemple de nos confrères qui ont pratiqué en Afrique, nous attaquons une fièvre intermittente, même ordinaire :

1° Par un éméto-cathartique ou par un purgatif si la violence des symptômes ne nous oblige pas de recourir immédiatement à l'antipériodique par excellence, le sulfate de quinine. Cette évacuation préalable produit dans l'organisme une déplétion séreuse qui favorise l'absorption de l'antipériodique, lequel manque rarement son effet quand il est donné en temps opportun, à dose assez forte, surtout si l'organisme, par une cause souvent inappréciable, ne se trouve pas réfractaire à son action thérapeutique.

2° Six heures avant le retour présumé de l'accès, nous faisons prendre, en une seule fois, un gramme de sulfate de quinine, soit délayé dans de l'eau, soit enveloppé dans du pain à chanter, soit tenu en suspension dans du café. Cette dose assez forte ne produit d'autres désordres physiologiques qu'un peu de pesanteur de tête parfois et rarement une surdité passagère.

Nous ne donnons en général la quinine qu'une seule fois ; l'expérience nous ayant appris que cette dose coupe la fièvre dans l'immense majorité des cas soumis à notre observation. Il peut arriver que l'accès suivant se manifeste aussi intense et même plus fort que les précédents ; nous attendons encore pour donner l'antipériodique la manifestation du second accès qui manque habituellement. Nous agissons ainsi toutes les fois qu'il ne se présente aucun indice de perniciosité. Dans le cas contraire et même dans le doute nous insistons sur le sulfate de quinine à plus forte dose pris dans l'apyrexie. Il y a quatre ans, nous eûmes à traiter Benoit D., fermier du marquis de Poncins, âgé de 38 ans, d'une forte constitution, atteint d'une fièvre pernicieuse diaphorétique, avec refroidissement semblable à celui que l'on observe dans le choléra asiatique et aphonie. La diaphorèse était si abondante que la sueur ruisselait sous le lit composé de deux matelas, d'une couette et d'une paillasse, quoiqu'on eût changé trente fois la chemise du malade, laquelle était toujours retirée trempée par la transpiration. Dans ce cas nous n'avons pas craint de donner en deux jours la dose énorme de six grammes de sulfate de quinine. A notre grande satisfaction le malade s'est promptement rétabli ; il a repris presque immédiatement plus d'embonpoint qu'il n'en avait auparavant. Aussi nous sommes enchanté de pouvoir le citer comme exemple à tous nos clients qui redoutent l'emploi de la quinine, prétendant, avec le vulgaire, que cette substance *détruit* l'estomac.

Ce préjugé est si enraciné dans la plaine du Forez qu'un de nos confrères noircit cet alcaloïde avec du charbon de bois pour le faire accepter à ses malades, et que pour notre propre compte nous sommes obligé de le formuler sous le nom de sulfate fébrifuge. Les malades acceptent le remède tout en disant : au moins, monsieur, vous ne nous donnez pas de la quinine.

Ce préjugé pourrait bien, selon nous, trouver sa raison d'être dans les petites doses de sulfate de quinine que l'on administrait après la decouverte de ce puissant alcaloïde et que l'on renouvelait tous les jours et pendant longtemps. En effet, le contre-poison, le spécifique ne se trouvant pas introduit dans l'économie en assez grande quantité pour juguler le toxique, celui-ci, et non pas l'antipériodique, minait tous les jours de plus en plus l'économie en produisant une intoxication plus considérable.

A quelle époque faut-il couper la fièvre? — Cette considération nous amène à un autre préjugé qui consiste, dans notre contrée, à croire que l'on ne doit couper une fièvre intermittente simple qu'après quatre à six accès. Nous devons nous élever fortement contre cette croyance, attendu que des accès simples peuvent être brusquement remplacés par un accès mortel, comme nous en avons eu six exemples dans notre pratique. Nous devons encore la repousser parce-qu'il est d'observation que plus les accès fébriles se répètent, plus l'économie va s'affaiblissant.

Aussi toutes les fois que nous sommes appelé auprès d'un malade dont les accès sont bien réglés, nous n'hésitons pas à faire prendre l'antipériodique six heures avant l'accès, après avoir au préalable détruit les complications que nous avons pu constater. Nous agissons ainsi même chez les nourrices et les femmes enceintes.

Si la dose d'un gramme de sulfate de quinine ne coupe pas la fièvre, nous employons la quinquina en nature ou ses extraits.

Si la cachexie palustre est très-prononcée, nous administrons en même temps les ferrugineux aidés d'un régime reconstituant.

Ici se présente la grave question du traitement des autres fièvres palustres que l'on peut observer dans la plaine du Forez, telles que : les subintrantes, les rémittentes, les subcontinues. Quand le médecin se trouve en face de semblables maladies, il doit imiter la conduite des médecins de Rome appelés en consultation auprès d'un malade atteint de fièvre grave et se poser cette question : *Est-ce ou non une fièvre à quinquina ?* En effet, le succès de ce médicament sagement et prudemment administré est l'un des faits les plus propres à éclairer et à fixer le jugement sur la nature de la fièvre dont il s'agit.

Malheureusement il arrive que l'on rencontre des cas de fièvre intermittente qui sont réfractaires à l'action de l'antipériodique par excellence, le quinquina et ses diverses préparations. Alors on est forcé de recourir aux succédanés de l'écorce du Pérou. Ceux que l'on peut employer avec le plus de chances de succès sont : l'arsenic, la potion stibio-opiacée de Peysson, les ferrugineux, les arsenicaux, l'hydrochlorate et carbonate d'ammoniaque, le carbonate de soude ou de potasse, le chlorure de sodium, la camomille, la gentiane, le genêt à balai, le chamédrys, la petite centaurée, la décoction concentrée de millefeuille, l'écorce de marronnier d'Inde, l'écorce de saule, d'olivier, etc., etc. Enfin les pratiques superstitieuses, mystérieuses, qui font souvent réussir les charlatans où des praticiens de mérite ont échoué, parce que les procédés que ces empiriques mettent en usage frappent fortement l'imagination. Notons enfin les frictions sur la colonne vertébrale avec les alcooliques et l'huile de térébenthine et les compresses d'eau sédative autour des chevilles et des poignets.

Nous ne devons pas passer sous silence, comme moyens curatifs dans certains cas, les bains de vapeurs, les bains chauds ou froids et surtout l'hydrothérapie.

Ce puissant modificateur préconisé par Fleury, nous pourrons l'expérimenter l'année prochaine, grâce à une création de bains à Feurs par un industriel qui nous offre son concours.

Notons enfin que le sulfate de quinine ne réussit dans les fièvres intermittentes accompagnées de lésions viscérales qu'autant que la complication est très-légère ou d'une nature chronique. Si elle est très-sérieuse, le sel quinine restera sans effet ; de là la nécessité, dans le traitement des fièvres d'accès, d'examiner avec le plus grand soin l'état des organes internes.

Traitement des accès. — Disons quelques mots du traitement des accès.

Lorsqu'un accès débute, que le froid est intense, le malade

doit être mis dans un lit et couvert suffisamment, boire quelques infusions antispasmodiques et diaphorétiques chaudes, comme celles de fleurs de tilleul ou de feuilles d'oranger. Si la céphalalgie est intense, on appliquera des cataplasmes sinapisés aux pieds et des compresses d'eau vinaigrée sur le front.

Pendant la chaleur, on administrera des boissons moins chaudes, on diminuera la pesanteur des couvertures tout en faisant garder le lit. On pourra même tolérer des boissons froides et légèrement acidulées.

Durant la sueur le malade évitera de se refroidir.

Si, après l'accès, il existe des indices de pléthore et de congestion cérébrale, on pourra user avec modération des évacuations sanguines. Mais s'il existe un état évidemment saburral, on emploiera immédiatement l'émétо-cathartique.

En un mot, les complications ou les coïncidences seront combattues en raison de leur nature.

Traitement des complications et des rechutes. — Les engorgements anciens de la rate seront combattus par les préparations d'iode, l'emplâtre de Voisin et surtout l'iodure de fer pris à l'intérieur.

L'œdème, l'ascite, les diverses sortes d'hydropisies qui succèdent aux fièvres palustres réclament l'emploi des toniques, et en particulier du quinquina. Les apéritifs, la digitale, la scille, le nitrate et l'acétate de potasse, les sels neutres, la scammonée peuvent rendre de grands services. Dans ces cas nous avons obtenu de promptes guérisons par l'emploi du vin diurétique amer de la Charité et de la décoction de pointes du genêt à balai. Ici encore les préparations ferrugineuses peuvent être utiles et surtout le sulfate de manganèse.

Pour empêcher les récidives, on conseille aux malades les soins hygiéniques et on prescrit les boissons amères, une nourriture réconfortante ; on proscrit sévèrement les bains, les purgations. Un des meilleurs moyens d'éviter de nouveaux accès, c'est d'aller habiter une localité où la fièvre intermittente n'existe pas, en ayant soin de couper la fièvre dans la plaine, sinon on s'expose à voir survenir des accès beaucoup plus violents et même pernicieux.

Lorsque la rechute est déclarée, il faut traiter la fièvre avec plus d'énergie et employer de préférence les électuaires de quinquina. Dans ce cas on doit redoubler de précautions, redouter autant les excitants que les débilitants et ne négliger aucun des soins hygiéniques que la prudence indique et dont nous parlerons ultérieurement en traitant de l'hygiène privée dans la plaine du Forez.

C'est quand les récidives de la fièvre sont fréquentes, quand la cachexie paludéenne est avancée, que nous retirons un grand avantage de l'emploi des eaux minérales qui se trouvent dans la plaine du Forez ou dans son voisinage. Tous les ans nous envoyons à Sail-sous-Couzan plusieurs de nos clients tourmentés par les suites de la fièvre palustre, mais exempts d'œdème et surtout d'hydropisie. Nous avons toujours la satisfaction de les voir revenir, après quelques semaines de séjour, offrant une grande amélioration dans leur état et souvent une guérison complète.

Dans son analyse des eaux minérales du Forez, p. 133, Richard de la Prade conseille pour éviter les fièvres endémiques de la plaine, d'aller an printemps et en automne boire les eaux de Couzan, Saint-Alban et Saint-Galmier. Il dit aussi, page 97, que l'eau des Quatre, près Feurs, a la réputation de guérir la fièvre. Cette réputation qu'elle a perdue tenait sans doute à l'action du fer, qu'elle renferme, sur la chloro-anémie palustre. Nous envoyons encore nos jeunes clientes chlorotiques de Feurs, faire tous les matins une promenade à la fontaine des Quatre, pour y puiser une bouteille de son eau qu'elles doivent boire dans la journée ; soit l'action de l'eau, soit l'exercice matinal, nous obtenons souvent de promptes guérisons.

De quelques maladies autres que la pleuro-pneumonie, la chloro-anémie et la fièvre limnhémique que le praticien a souvent l'occasion d'observer dans la plaine du Forez.

Hémorrhagies intermittentes. — En première ligne nous devons citer les hémorrhagies intermittentes à cause de leur prompte gravité, hémorrhagies dont l'histoire a fourni au professeur Bouisson, de Montpellier, les matériaux d'un savant mémoire. Il n'est pas rare de rencontrer des métrorrhagies ayant résisté à tous les moyens employés par les commères et les sages-femmes, céder comme par enchantement à l'action de la quinine convenablement administrée.

On rencontre aussi des hémorrhagies nasales graves qui réclament impérieusement l'emploi de l'antipériodique. Un de nos confrères, le docteur Guigrand, de Montbrison, était sur le point d'être enlevé par une épistaxis de cette nature, lorsque les savants praticiens qui l'entouraient de leurs soins, administrèrent l'antipériodique et virent leur pratique couronnée d'un plein succès. Il en est de même de certains flux sanguins des poumons ou des intestins.

Maladies particulières des gencives. — En seconde ligne nous devons mentionner une maladie spéciale des gencives qui se présente chaque année deux ou trois cents fois au moins à notre observation. Cette affection contagieuse a le plus grand rapport avec la maladie décrite par les auteurs de mémoires ou de traités sur la pathologie infantile, laquelle a été désignée par eux sous les diverses dénominations de stomatite couenneuse ou pseudo-membraneuse, de stomatite ulcéreuse, stomatite gangreneuse, stomatite ulcéro-membraneuse, gangrène scorbutique des enfants (Boyer), scorbut (par le vulgaire). Le docteur Bergeron a fait une étude complète de cette maladie épidémique et contagieuse chez les militaires, laquelle a été publiée dans les archives générales de médecine de 1859, t. II.

Cette maladie qui semblerait, suivant les divers auteurs, ne se produire que chez les enfants et les militaires, est trop fréquente, surtout dans la plaine du Forez, chez les hommes et chez les femmes, pour ne pas mériter de notre part une mention spéciale.

Les chirurgiens militaires qui ont étudié la question qui nous occupe, ont reconnu qu'elle était le résultat de l'encombrement et des logements insalubres, c'est-à-dire de l'air vicié ; que les causes prédisposantes étaient l'uniformité, l'insuffisance et la mauvaise qualité des aliments, une constitution originairement faible ou débilitée par une maladie antérieure, par des fatigues corporelles, enfin l'influence de la chaleur et de l'humidité.

Quant à la contagion, le docteur Bergeron cite le fait du 5me de ligne, rapporté par le docteur Léonard. Un détachement du 3me bataillon, atteint d'une stomatite ulcéreuse, ayant été mis en rapport avec les deux autres bataillons jusque là exempts, la stomatité envahit toutes les compagnies, et le régiment dispersé, transporta ensuite l'affection à Aix, à Antibes et à Toulon. La transmission a-t-elle lieu par contact, par infection miasmatique ou par ces deux voies ? Les auteurs du compendium de chirurgie pratique ne la résolvent pas.

Nous appuyant sur l'endémicité de cette maladie dans la plaine du Forez, où l'air est vicié par les miasmes paludéens, sur sa manifestation rapide chez plusieurs membres de la même famille se servant des mêmes ustensiles de table, tels que : cuillers, fourchettes, vases à boire, et enfin sur un accident qui nous est personnel, ayant contracté cette affection en soignant un malade qui, au moment de la cautérisation, nous avait envoyé, en éternuant, une assez grande quantité de salive en pleine figure, nous nous croyons fondé à émettre l'opinion qu'elle est à la fois, dans notre localité, épidémique et contagieuse.

Le mal débute par un sentiment de chaleur dans toute la bouche. Bientôt apparaît un gonflement avec rougeur des gencives, lesquelles s'ulcèrent ensuite en prenant une coloration grisâtre, due au dépôt d'une couche pulpeuse sur la petite solution de continuité.

L'haleine prend une fétidité prononcée, mais différente de celle de la stomatite mercurielle, quoique le malade perde un peu de salive.

Dans quelques cas graves, d'autres ulcérations prennent une plus grande étendue, se montrent sur divers points de la bouche et notamment sur la face interne des joues et sur la langue, quelques-unes même sur le voile du palais et sur les amygdales. Elles ont leur fond gris, à cause de la présence d'une pulpe tantôt sanieuse et semi-liquide, tantôt d'apparence membraneuse. Nous croyons devoir mentionner ici deux faits que nous avons observés. Chez une petite fille de quatre ans, l'ulcération, malgré le traitement énergique employé, perfora la joue et la petite malade succomba. Chez un enfant de deux ans la partie gauche du maxillaire inférieur correspondant au point de saillie des incisives, de la canine et des deux premières mollaires fut atteint de nécrose et de séquestre. L'enfant survit, il a aujourd'hui huit ans, la seconde dentition n'a pas fait pousser des dents sur les points affectés.

Les produits de cette ulcération ne sont pas une fausse membrane, mais bien le résultat du ramollissement d'une partie de la membrane muqueuse passée à l'état de détritus plus ou moins mou.

Abandonnée à elle-même cette affection peut guérir spontanément après deux ou trois semaines de durée. On voit alors la matière blanche du fonds des ulcérations s'éliminer; celle-ci prendre un aspect vermeil et se cicatriser, après avoir présenté à deux ou trois reprises de nouvelles couches blanches à sa surface. Les dents d'ailleurs ne sont pas ébranlées, et aucune d'elles n'est tombée.

D'autrefois et même le plus souvent, la maladie passe à l'état chronique. Après l'expulsion de la matière blanche membraniforme, une nouvelle quantité de cette matière se produit. Les ulcérations ne passent pas à l'état vermeil, les gencives ne cessent pas d'être ulcérées, les dents s'ébranlent et tombent à la longue comme dans la stomatite mercurielle. Cet état persiste tant que l'art n'intervient pas utilement par ses secours efficaces.

Cette maladie qui ne diffère de la stomatite mercurielle arrivée au second degré que par les causes qui la produisent, est regardée par le vulgaire comme un symptôme du scorbut, attendu qu'elle se développe, comme cette dernière maladie, d'une manière endémique et chez les sujets soumis à l'humidité et à de mauvaises conditions hygiéniques. Mais dans le scorbut, les ulcérations ne sont pas couvertes d'une couche couenneuse, et ne sont pas contagieuses; il y a d'ailleurs du côté de la peau et des muqueuses des suffusions sanguines qu'on attribue à une altération spéciale du sang, et qui n'existent pas dans la stomatite ulcéreuse.

Le traitement que nous employons et qui nous réussit est des plus simples. Il consiste à enlever le tartre qui habituellement recouvre le collet des dents situées sur la gencive malade, à cautériser avec l'acide chlorhydrique pur, à conseiller au malade de se gargariser plusieurs fois par jour avec de l'eau saturée de sel de cuisine ou de toucher le matin, à midi et le soir la partie malade avec les barbes d'une plume trempée dans un mélange de parties égales de miel rosat et de borax. Nous revenons au besoin à la cautérisation indiquée.

Nous avons un peu longuement insisté sur cette affection peu connue des praticiens quant à sa spécificité et surtout quant à son traitement.

Périostite, nécrose et carie palustres. — Nous devons avec plus de soin encore appeler l'attention des praticiens sur une des manifestations du miasme paludéen, terrible dans ses conséquences; affection qui n'est indiquée dans aucun des auteurs modernes qui ont traité des trois maladies sus-mentionnées. Tous cependant reconnaissent à la nécrose, à la carie et à la périostite qui précède ou qui suit les maladies des os, des causes internes provenant : de la syphilis, du vice scrofuleux, arthritique, rhumatismal et peut-être dartreux, ainsi que des fièvres graves et de l'influence du mercure. Le professeur Graves dans sa LXVIIe leçon de clinique parait être le seul qui ait entrevu la lésion qui nous occupe. Voici ce que dit ce savant et judicieux praticien.

« Il est une autre variété de périostite qui se propage des os du pied à l'aponévrose plantaire; on l'observe surtout chez les laboureurs ; elle a chez eux pour cause prédisposante le labourage à la pelle. Voici quels sont les principaux caractères de cette affection que je n'ai vu décrite par *aucun auteur*. Toutes les fois qu'il veut appuyer son pied par terre, à plat, le malade éprouve une douleur excessive dans la plante du pied ; cette douleur s'étend vers l'une des malléoles. Pour échapper à cette souffrance, le patient marche sur le talon ou sur le bord externe du pied, et il fléchit fortement les orteils pour relâcher l'aponévrose plantaire. Une pression sur le milieu de la plante du pied ou sur les chevilles augmente considérablement la douleur ; les malléoles ont généralement augmenté de volume et les parties molles sont tuméfiées à leur niveau ; enfin le malade ressent des douleurs lancinantes spontanées dans l'articulation tibio-tarsienne. Cette affection n'est point rare, et il ne se passe pas d'hiver sans que nous n'en ayons quelques exemples à Meath hospital ; nous la désignons familièrement entre nous sous le nom que je lui ai donné : *Rhumatisme plantaire*.

La maladie sur laquelle nous appelons l'attention de nos confrères reconnaît pour cause des pratiques analogues à celles des laboureurs dont parle le médecin anglais.

Nous l'avons observée chez de jeunes bergers qui avaient eu l'imprudence d'aller jouer dans ces étangs vaseux et peu profonds nommés grenouillards, ou qui, après avoir marché dans ces prés fangeux où se trouve ce que l'on appelle *l'eau rouge*, sont allé se reposer à l'ombre.

Les symptômes du début sont ceux de l'érythème noueux. Sur la face antérieure d'une jambe, une ou plusieurs tumeurs circonscrites de deux à six centimètres de diamètre, avec rougeur à la peau. Ces tumeurs sont dures, douloureuses au toucher, ou présentent une espèce d'empâtement un peu élastique. Souvent l'articulation tibio-tarsienne est tuméfiée, douloureuse ; la peau qui la recouvre est rouge.

La marche de la maladie est rapide ; peu de jours suffisent pour voir s'abcéder les points malades et à la suite des abcès survient la nécrose si le mal siége sur le corps de l'os, ou la carie s'il se localise au niveau de l'articulation.

Il nous a été permis d'observer quatre cas de cette terrible affection.

Le premier sujet était un berger de 12 à 15 ans, nommé Berthier, allant habituellement nu-pieds dans les prairies marécageuses. Il nous fut présenté dans notre cabinet. Au niveau de la face antérieure du tibia existaient deux tumeurs ovalaires, dont le grand axe était parallèle à celui de l'os. Ces tumeurs étaient dures, rénittentes ; la peau était rouge à leur niveau. Les chevilles étaient aussi engorgées avec rougeur de la peau. Le malade ne présentait aucune réaction fébrile.

Nous diagnostiquâmes un érythème noueux et nous prescrivîmes un traitement en conséquence. Le mal augmentant, les parents firent appeler un de ces guérisseurs si nombreux dans notre plaine, vu l'impunité dont ils jouissent, lequel pratiqua des tractions sur le membre malade et accéléra ainsi la marche de la maladie. L'articulation tibio-tarsienne se tuméfia de plus en plus, des abcès se formèrent et se firent jour au dehors. Nous eûmes alors l'occasion de revoir ce malade et de constater sa fâcheuse position. Les os constituant l'articulation affectée étaient cariés, des abcès s'étaient ouverts à la partie interne et externe. Nous conseillâmes l'huile de foie de morue et les injections avec la teinture d'iode étendue. Après deux ans de souffrances, les plaies se sont cicatrisées, mais il reste une déformation dans la partie affectée.

Il y a quelques années, nous fûmes auprès d'un nommé Palais, âgé de 12 ans, fils d'un garde particulier, habitant les barraques de Chambéon, lequel, me dit-on, était tombé malade depuis huit jours, après avoir joué une partie de la journée dans un bas-fond vaseux, aux trois quarts desséché. Deux abcès s'étaient déjà formés, l'un à l'avant-bras gauche au niveau du tiers inférieurs du radius et l'autre sur la branche horizontale du maxillaire inférieur. L'articulation tibio-tarsienne gauche était tuméfiée, rouge, douloureuse surtout au toucher. Les abcès immédiatement ouverts, fournirent un pus louable et se cicatrisèrent promptement.

Mais l'inflammation du pied fit de rapides progrès, des abcès s'ouvrirent au niveau du calcanéum et quelques mois après j'étais appelé à extraire l'extrémité postérieure de cet os qui était nécrosée et détachée. Ce malade avait en outre éprouvé une périostite du maxillaire, suivie de la chûte des dents. Il survit à tous ces accidents et conserve religieusement son fragment de calcanéum nécrosé.

L'année dernière nous avons envoyé se faire opérer à Lyon un berger âgé de 15 ans, de la commune de Bussy, atteint de nécrose d'une grande portion du corps du tibia. Cette maladie déja traitée à l'hôpital de Montbrison, reconnaissait pour cause le séjour de quelques heures à l'ombre, après l'immersion des pieds pendant la matinée dans l'eau rouge d'un pré marécageux.

Il y a un mois on présenta dans notre cabinet un enfant de 11 ans, de la commune de Civens, offrant depuis la veille trois tumeurs ovalaires sur la face antérieure du tibia et un engorgement au niveau de l'articulation tibio-tarsienne du même côté, où la peau présentait une rougeur érythémateuse qui existait aussi sur les tumeurs et leur pourtour. La mère nous ayant appris que les jours précédents il avait joué dans de l'eau impaludée, nous fûmes très-réservé dans notre pronostic et nous prescrivîmes de barbouiller matin et soir les parties malades avec un mélange d'onguent napolitain et d'extrait de ciguë. Ce traitement a réussi; quelques jours après le petit malade était guéri.

Cette fréquence de la périostite, de la nécrose et de la carie dans notre plaine n'a pas échappé à la sagacité du docteur Bruny, chirurgien de l'hôpital de Saint-Etienne. En effet, causant dernièrement avec lui d'un de nos malades atteint de périostite de l'humérus qui était venu demander ses conseils, cet éminent praticien nous demanda s'il avait subi les influences de la fièvre intermittente. Lui demandant alors le motif de cette qnestion, il nous dit que le plus grand nombre de périostites, de caries et de nécroses soumises à son observation lui venaient de la plaine du Forez. Il nous avoua aussi qu'il n'avait vu nulle part le miasme paludéen signalé comme cause de ces maladies.

Quant au traitement de ces lésions, je le livre à l'expérimentation de mes confrères qui trouveront peut-être un moyen efficace pour prévenir les graves conséquences que nous avons signalées.

Le seul fait heureux que je viens de relater ne suffit pas pour admettre comme moyen certain la ciguë et l'onguent napolitain.

Affections vermineuses. — Sans être du nombre des médecins qui voient dans toutes les maladies de l'enfance les effets des vers intestinaux et dont la première préoccupation est d'administrer les anthelmintiques, nous ne pouvons nier la fréquence de ces entozoaires chez les habitants de la plaine du Forez, dont la présence vient souvent compliquer les maladies les plus variées et donner lieu parfois aux symptômes les plus insolites. L'existence des vers intestinaux, le lombricoïde et le tœnia lata, nous est souvent révélée par l'expulsion d'un ou de plusieurs lombrics et par l'expulsion de fragments plus ou moins longs provénant du tœnia.

Cette fréquence des vers intestinaux chez le Forézien n'a rien d'étonnant, puisqu'il est d'observation que ces êtres se développent dans les organismes débilités, habitant des localités malsaines, habituellement couvertes de vapeurs aqueuses, faisant usage d'une alimentation grossière, mal préparée, végétale, mucilagineuse et prise en trop grande quantité.

Il est peu de maladies que l'affection vermineuse ne puisse simuler, peu de graves accidents qu'elle ne puisse produire ; aussi mérite-t-elle une sérieuse attention de la part du praticien qui doit la combattre avec soin. Qu'elle soit idiopathique ou complication d'une autre maladie, c'est toujours un élément morbide que l'on doit se hâter de faire disparaître.

Sans entrer dans la discussion sur les germes extérieures ou la génération spontanée, nous dirons que le tœnia est fréquent dans la plaine du Forez : nous avons eu à le traiter chez plus de vingt individus, entr'autres chez quatre personnes de la même famille.

Le traitement des helminthes est trop connu pour nous y arrêter, disons seulement que pour les lombricoïdes qui sont les plus fréquents de tous, on dòit varier les substances vermicides et vermifuges.

Dysenterie. — Une autre maladie fréquente dans la plaine du Forez dans les mois d'août, de septembre et octobre, c'est la dysenterie, qui reconnaît pour principales causes l'alimentation vicieuse et les effluves paludéens et qui se propage par l'infection, la contagion, le principe épidémique.

Cette affection se montrant chez des sujets atteints de la chloro-anémie palustre, nous nous abstenons des évacuations sanguines, mêmes locales, à moins d'indication particulière. Nous employons avec succès les purgatifs salins qui produisent une déplétion séreuse et qui débarassent l'intestin des matières stagnantes, ensuite nous administrons à haute dose le sous-nitrate de Bismuth et l'extrait thébaïque à doses fractionnées. Nous recommandons en même temps une diète sévère.

Rhumatisme. — Le rhumatisme articulaire aigu, peu fréquent dans notre circonscription médicale, se montre rarement avec l'accuité qne nous avons observée dans les hôpitaux ; mais dans l'immense majorité des cas il parcourt ses périodes comme l'érysipèle, la variole, l'ictère simple et beaucoup d'autres maladies et guérit très-bien abandonné à lui-même. Rarement nous avons l'occasion dans la plaine du Forez de constater son retentissement sur le cœur. Une médication qui nous a paru offrir quelque avantage, c'est l'emploi à l'intérieur de la teinture de colchique unie à la teinture d'opium. Cette préparation peut agir comme révulsif, comme spoliatif, comme agent pertubateur. Si une articulation reste, après un certain temps, spécialement affectée, nous la recouvrons de vésicatoires volants. Dans cette maladie encore nous n'employons que rarement les évacuations sanguines soit générales, soit locales.

Ulcères aux jambes. — Les ulcères aux jambes sont très-fréquents dans les bassins de l'Aix et du Lignon ; ils sont de l'ordre de ceux que l'on appelle atoniques ou habituels, et deviennent quelquefois, par défaut de soins, de l'ordre de ceux que l'on nommaient cacoëthes. En effet, ils ne produisent pas un pus louable, mais une matière visqueuse, épaisse, tenace, sanieuse, fétide qui gagne en profondeur et se reproduit facilement. Ce putrilage, qui recouvre ces ulcères, ressemble à la pourriture dite d'hôpital et peut comme elle amener des désordres graves si la médecine n'intervient pas à temps, armée de moyens efficaces. Ceux que nous employons avec le plus de succès sont les suivants. Nous recommandons au malade de laver trois fois par jour la plaie avec une décoction de feuilles de mauve, de l'essuyer, de verser dessus quelques gouttes de laudanum de Sydenham, de la remplir d'une poudre composée de parties égales de quinquina, charbon de bois, camphre réduits en poudre, mélangés, et de recouvrir le tout d'un cataplasme de farine de lin étendu entre deux linges. Quand la surface ulcérée se trouve débarrassée de la sanie et du putrilage qui la recouvrait, nous conseillons de la panser avec des feuilles de noyer cuites dans du vin et recouvertes avec une compresse imbibée du vin ayant servi à la décoction.

Depuis quelques années nous conseillons encore avec avantage un pansement renouvelé trois fois par jour, composé d'une compresse imbibée de glycérine. Nous avons le soin de recommander que cette compresse soit faite d'un linge fin, quand même ce serait un tissu de coton.

Nous devons ici nous élever, à l'exemple de Mayor de Lausanne, contre le préjugé populaire qui attribue au coton et à ses tissus des propriétés virulentes. Comme le praticien de la Suisse, dont nous avons pu profiter des leçons lors du congrès [scientifique siégeant à Lyon, nous employons dans le pansement des ulcères et des plaies récentes le coton cardé que nous avons toujours sous la main en remplacement de la charpie qu'il est souvent difficile de se procurer dans la médecine rurale. Il est bon d'ajouter que nous n'avons jamais eu à déplorer des accidents pouvant être attribués à cette substance.

Ergotisme. — Dans la plaine du Forez, lorsque le printemps et le commencement de l'été se montrent pluvieux, les céréales, surtout le seigle, éprouvent une dégénérescence sur laquelle les auteurs ne sont pas d'accord. Les uns la regardent comme une maladie particulière du grain, les autres comme le résultat de la piqûre d'un insecte, d'autres enfin comme un champignon. Quoiqu'il en soit, si cette dégénérescence affecte un grand nombre de grains livrés à la panification, les personnes qui font usage d'un pain préparé avec de la farine contenant une notable quantité de cette substance toxique, ne tardent pas à éprouver les accidents qui lui sont propres, tels que les convulsions, la gangrène des extrémités. Cas pathologiques bien décrits par les auteurs classiques.

Il y a peu d'années, j'ai été à même de voir plusieurs de ces [accidents graves produits par l'usage à l'intérieur du seigle ergoté, tels que gangrène du pied, de la main, de la jambe et de la cuisse, etc. A la même époque, je constatais un fait que je n'ai vu relaté nulle part, c'est la suppression du lait chez six nourrices faisant usage habituellement d'un pain contenant une notable proportion de seigle ergoté.

Le traitement fut aussi heureux que simple. Nous conseillâmes à nos clientes du bon pain de froment et la sécrétion laiteuse ne fut pas longue à reparaître. A la même époque le docteur Commarmond, de Saint-Galmier, savant praticien, aussi modeste que judicieux observateur, constatait les mêmes accidents chez les nourrices. Il conseilla spontanément notre traitement et lui aussi s'en trouva bien.

Scorbut. — Le scorbut, signalé par un grand nombre d'auteurs comme une maladie fréquente dans les pays marécageux, est dans notre plaine du Forez une affection très-rare, à moins qu'on veuille rattacher à cette maladie les désordres que nous avons signalés comme fréquents du côté de la bouche et des gencives.

Cependant nous devons mentionner un cas de scorbut tellement exceptionnel et tellement bizarre que nous le regarderions comme un fait apocryphe, si nous n'avions pas été appelé à le traiter personnellement.

En 1855, un de nos confrères nous appelait en consultation, au mois d'avril, auprès de sa sœur, Mme G., habitant la partie nord-ouest de la plaine, au bas de Saint-Germain-Laval, atteinte d'hémorrhagie nasale, buccale et utérine, avec plaques ecchymotiques à la peau des membres inférieurs surtout. Cette malade nous annonça qu'elle avait éprouvé les jours précédents quelques accès de fièvre intermittente bien irréguliers, que quelques années auparavant elle avait éprouvé, étant fille, des accidents semblables que son père, médecin distingué, avait combattus par la quinine avec succès.

Prenant en considération le dire de la malade, tenant grand compte de son habitation palustre, nous arrêtâmes avec son frère le traitement suivant :

1° Sulfate de quinine et préparations de quinquina ;

2° Jus de citron pur à l'intérieur toutes les heures, alterné avec le suc de cresson et d'oseilles;

3° Régime analeptique;

La guérison fut prompte.

En 1857, la même malade éprouva des symptômes semblables.

Mandé en toute hâte en consultation par le frère et le mari, nous trouvâmes Mme G. rendant le sang par tous les orifices muqueux, même par les yeux. Elle était exausangue. De larges plaques ecchymotiques existaient sur tous les membres et même sur le tronc. De fréquentes syncopes annonçaient une fin prochaine.

Comme elle habitait la même localité et qu'il y avait eu auparavant quelques indices de fièvre intermittente, nous employâmes le même traitement mis en usage les années précédentes, lui associant les préparations ferrugineuses. Nous eûmes l'heureuse satisfaction de voir revenir à la santé cette mère de famille qui depuis lors jouit d'une constitution parfaite.

Névroses. — L'hystérie est fréquente dans notre plaine. On lui donne le nom de *mère* chez la femme et de *mâcle* chez l'homme.

Nous ne dirons rien des autres névroses, ni des névralgies qui peuvent se manifester sous l'influence du miasme paludéen. Si elles sont intermittentes, leur spécifique est la quinine unie à la belladone.

Nous avons signalé les hémorrhagies intermittentes, la chlorose, les varices, les obstructions viscérales, les hydropisies, la cachexie palustre avec maigreur ou bouffissure du tissu lamineux sous cutané, la couleur jaune-paille ou terreuse de la peau. Toutes ces affections sont fréquentes dans la plaine du Forez.

Ajoutons que l'époque des fièvres palustres est défavorable à la fécondité.

Terminons l'énumération des maladies propres à la plaine du Forez en disant qu'après avoir indiqué l'anémie, l'hydrémie et la leucocythémie, nous ne devons pas passer sous silence une autre affection secondaire des fièvres intermittentes rebelles, qui est de date récente, nous voulons parler de la mélanémie, affection qui est encore un grand sujet d'étude de la part des savants.

La mélanémie, cette singulière altération palustre, si bien étudiée par Frerichs, est constituée par la présence dans le sang de corpuscules pigmentaires. Ces corpuscules affectent trois formes principales : ce sont des cellules, des amas ou des cylindres ; ils sont ordinairement noirs, plus rarement ils sont bruns ou d'une teinte ocreuse, plus rarement encore d'un jaune rougeâtre ; ces nuances représentent, dans leur gradation, les diverses phases des transformations de l'hématine. Ce pigment, d'après Frerichs, dans la mélanémie, se trouve dans la rate, le sang de la veine porte, le foie, les veines sus-hépatiques, les reins, le cerveau surtout dans la substance grise....

L'existence des corpuscules pigmentaires dans le sang ne suffit pas pour constituer un état morbide appréciable pendant la vie....

Résumons avec le docteur Jaccoud, le traducteur de Graves, en disant que dans cet état morbide complexe, auquel on a donné le nom de cachexie palustre, il importe de tenir compte d'une altération spéciale, inconnue jusqu'à ces derniers temps. Mais les faits ne permettent pas d'aller plus loin ; faire de cette lésion une espèce morbide, lui assigner, dès à présent, une place dans le cadre nosologique, ce serait assurément une tentative prématurée.

De l'action du miasme sur les animaux. — Une question en dehors de la pathologie humaine, mais afférente au sujet que nous traitons. Les quadrupèdes sont-ils impressionnés d'une manière fâcheuse par les effluves paludéens? Les observateurs l'ont résolue par l'affirmative pour tous les animaux ruminants sans distinction d'espèce ou d'âge et même pour le cheval. Bailly, dans son excellent traité anatomico-pathologique des fièvres intermittentes simples et pernicieuses, établit la loi suivante : Là où les hommes ont des fièvres intermittentes, à la snite desquelles on trouve des altérations organiques bien déterminées, les animaux sont atteints de maladies inflammatoires continues, qui désorganisent les viscères de la même manière que les pyrexies à exaspération périodique.

Ainsi, comme il était facile de le prévoir *à priori*, la médecine vétérinaire possède dans la plaine du Forez des affections à quinquina.

PROPHYLAXIE DES MALADIES PALUDÉENNES DE LA PLAINE DU FOREZ.

Au médecin incombe non-seulement le devoir de guérir les malades, quand la chose est possible, mais il a encore un devoir bien plus beau à remplir, c'est de préserver autant qu'il est en lui les individus et surtout les populations des maladies qui peuvent venir les assiéger. Les moyens dont il dispose pour remplir cette mission sont : l'hygiène privée pour les individus, l'hygiène publique pour les centres de population, et l'hygiène sociologique quand les moyens doivent s'adresser à toute une contrée et dépendre du gouvernement.

Hygiène privée. — L'hygiène spéciale des habitants d'un

pays marécageux consiste dans l'examen de ce que sont leurs demeures, les aliments, les boissons, les soins de propreté, les vêtements, etc.

En attendant que des mesures générales et coordonnées soient prises pour détruire le miasme paludéen qui chaque année détériore la constitution du Forézien, donnons quelques conseils qui pourront non pas annihiler ses terribles effets, mais les rendre moins funestes et moins nombreux.

L'habitation, dans la plaine du Forez, pêche généralement contre toutes les règles de l'hygiène : elle est basse, humide, mal aérée, mal éclairée, infectée par la proximité des écuries, des fumiers qui croupissent dans une mare formée par les eaux pluviales et les immondices des habitants et des animaux, et souvent par le voisinage d'une autre mare qui sert à abreuver les bestiaux; l'intérieur offre le plus affreux état de malpropreté. Nous avons vu souvent le lit sur lequel était couché un malade, pourri par l'humidité du mur auquel il était adossé ou par l'humidité du sol de l'appartement qui parfois est telle que les crapauds ne craignent pas de s'y montrer, ainsi qu'il nous a été donné de le constater. Sans arriver à la modification que nous réclamerons plus tard, il serait facile à l'habitant de ces demeures, de diminuer leur insalubrité : 1° en creusant autour des fossés assez profonds pour empêcher l'humidité de pénétrer; 2° en recouvrant le sol de briques; 3° en ouvrant les étroites croisées pendant les journées chaudes; 4° en faisant disparaître toutes les immondices de la cour; 5° en favorisant l'écoulement des eaux ; 6° en entretenant un peu de propreté; 7° en ayant soin de badigeonner tous les ans les murs intérieurs avec un lait de chaux; 8° de ne dormir jamais lorsque les croisées sont ouvertes; 9° de garnir le lit d'un matelas de laine, de crin ou de glume d'avoine.

Les vêtements du Forézien devraient être de laine et non pas de coton, comme c'est l'ordinaire. Il devrait surtout se bien vêtir le soir et le matin pour éviter la funeste influence des miasmes qui descendent avec la rosée. Libre à lui de se couvrir comme il l'entend dans le milieu des journées chaudes. Alors, en effet, les effluves montent dans l'atmosphère sans l'impressionner. Mais s'il survient une pluie ou un refroidissement subit, il est grandement exposé à contracter la fièvre, s'il n'a rien à sa disposition pour se vêtir chaudement. Une précaution que nous recommandons à tous nos clients, c'est de porter un gilet de flanelle, qui les préservera des fièvres intermittentes et des pleuro-pneumonies. Il serait encore plus avantageux de porter une chemise de laine.

Les sabots, qui sont la chaussure habituelle, sont avantageux à la condition qu'on ne les laissera pas emplir d'eau, et que l'on atténuera l'effet de l'eau, filtrant à travers le bois, en les garnissant de paille ou de foin ou mieux encore de bons chossons.

Les guêtres, très en usage, sont un bon moyen pour entretenir la salutaire chaleur des pieds en les préservant des atteintes de la pluie ou de la rosée.

Ce qui manque à l'hygiène de l'habitant de la plaine du Forez c'est la propreté. Son linge est trop rarement blanchi; l'eau attaque plus rarement encore les immondices dont la peau de son corps est couverte.

Cependant sa santé exige impérieusement l'observation des soins de propreté; leur principal objet est de favoriser la transpiration insensible, de protéger les fonctions de la peau, de détruire les particules infectes qui ont été déposées sur le derme. Quand les vêtements sont mouillés, il est important de les changer et de ne les reprendre que lorsqu'ils auront été convenablement séchés, soit à l'air, soit devant un feu clair.

Le régime alimentaire du Forézien laisse beaucoup à désirer; il est loin d'être en rapport avec les pertes que son organisme éprouve et avec les forces dont il a besoin pour résister aux influences avec lesquelles il est chaque jour aux prises. En effet, il vit de seigle, de laitage, de pomme de terre, de quelques légumes peu nourrissants, deux fois par semaine à peine un peu de lard. La viande de boucherie ne figure sur sa table qu'une fois ou deux par an. L'eau est sa principale pour ne pas dire son unique boisson.

La principale amélioration que nous recommandons et qui tend à s'opérer, c'est l'usage d'un bon pain, convenablement préparé, avec parties égales de farine de seigle et de froment, dont on aurait enlevé le gros son à la quotité de vingt pour cent. Nous conseillons encore l'usage du riz, dont la consommation va croissant. La pomme de terre est aussi un aliment sur lequel nous devons insister. Quant aux égumes, il est bon de les assaisonner fortement avec du sel, du poivre, de l'oignon, de l'ail, du serpolet, du persil pour les rendre plus stimulants et plus nutritifs. Certainement nous désirerions que l'usage de la viande fut plus répandu; mais il faut attendre une plus grande somme d'aisance et de production pour la boucherie.

Si l'usage modéré du vin ou de toute autre boisson fermentée venait s'ajouter à ce régime peu réconfortant, l'influence miasmatique serait un peu atténuée. Mais il est loin d'en être ainsi. L'eau est l'unique boisson du peuple, et au moment des plus rudes travaux de la campagne, le cultivateur pressé par une soif extrême fait une grande consommation d'une boissou aqueuse, chaude et souvent de mauvaise qualité; les sueurs qui déjà l'affaiblissent redoublent encore; il n'est point désaltéré, parce que cette eau est trop peu sapide pour exciter les sécrétions des membranes muqueuses pharyngo-buccale et gastrique, et remédier à leur sécheresse, première cause de la soif; ce qui tend à prouver que la sapidité est une condition essentielle, c'est que le moissonneur est plus sûrement désaltéré par un bouillon bien chaud que par la grande quantité d'eau qu'il ingère dans son estomac. Dans la plaine du Forez des eaux très-diverses servent aux besoins du peuple; des bonnes et des mauvaises sont placées à très peu de distance les unes des autres; son apathie native fait qu'il ne se donne pas la peine de choisir. Dans tous les cas il devrait mêler à l'eau qu'il boit une petite quantité d'eau-de-vie, de vinaigre ou d'une infusion alcoolique. Nous conseillerions surtout la boisson suivante, employée avec succès par les ouvriers de la ligne d'Orléans :

Rhum ou eau-de-vie,	40 grammes.
Teinture de gentiane,	4 —
Eau commune,	1 litre ou un peu plus.

Cette boisson a été préconisée par le docteur Chabasse comme un prophylactique efficace de la fièvre intermittente.

Elle a été reconnue par le docteur Gallard bien supérieure au mélange de :

Infusion de café,	1 litre 1/2 ;
Rhum ou eau-de-vie,	1 litre ;
Cassonade,	500 grammes ;
Eau commune,	50 litre.

Si les boissons fermentées et alcooliques prises avec modération sont utiles au Forézien, leur abus lui sera préjudiciable, ainsi que les excès de coït, les passions tristes, les émotions morales trop vives, enfin toutes les affections pénibles qui tendent à débiliter l'organisme et à donner par là plus de prise au toxique qui l'environne. Il en est de même des fatigues corporelles poussées à l'excès.

L'usage du tabac à fumer, mieux que l'éponge placée dans la bouche, d'après les conseils de Lancizi, est un préservatif de l'intoxication palustre. On doit en user principalement le matin et le soir. Usant largement de la pipe depuis vingt-quatre ans, ayant éprouvé quelques uns de ses funestes effets, nous nous croyons autorisé à recommander la modération dans l'emploi de ce prophylactique.

Une bonne précaution à prendre dans notre plaine, c'est de ne jamais sortir le matin sans avoir lesté l'estomac par une soupe, une verrée de vin et du pain, une tasse de café noir, etc. Mais on doit éviter autant que possible le matin à jeun, l'usage de l'eau-de-vie, si commun chez les ouvriers de nos villages.

On doit éviter avec le plus grand soin de dormir la nuit près des marais. Cette imprudence peut déterminer un accès pernicieux.

Celui qui peut le faire, ne doit pas sortir le matin avant le lever du soleil et il doit rentrer dans son habitation aussitôt après le coucher de cet astre.

Ceux qui arrivent d'un pays salubre pour habiter notre plaine, doivent redoubler de précautions, car ils sont bien plus exposés à la dangereuse influence des effluves paludéens que les indigènes. Ces derniers eux-mêmes sont plus impressionnables quand ils quittent une localité palustre pour aller habiter dans une autre localité semblable.

L'habitant qui peut émigrer doit le faire à l'époque du plus grand développement des miasmes. Mais s'il a contracté la fièvre, il doit s'en débarasser avant de quitter la plaine; sans cette précaution il s'exposerait à avoir des accès très-violents et même pernicieux, comme nous l'avons déjà annoncé.

Hygiène publique ou communale. — Dans les petites villes, bourgs et villages de la plaine du Forez, les lois de l'hygiène sont aussi peu exécutées que dans les habitations rurales. Dans un grand nombre de localités, les maisons mal distribuées, mal closes, ne sont que d'immondes refuges où s'entassent les familles. En été elles n'abritent point contre les chaleurs, ni en hiver contre le froid; leur plancher, presque toujours de niveau avec le sol et sans cave sous-jacente, s'imprègne des déjections du ménage; l'âtre fumenx mêle à l'atmosphère d'un local exigu les produits d'une combustion incomplète; l'incurie, la malpropreté, la pénurie des objets nécessaires à la vie, souvent la présence d'animaux à peine séparés de la demeure de l'homme; l'entassement des provisions ou des récoltes, multiplient les causes d'infection. Au dehors de ces habitations des amas de fumier, des mares fétides, des rues sans pavé que la pluie convertit en fondrières et dont la fange humide baigne le pied des maisons, souvent des routoirs établis sur des eaux d'un faible cours et même stagnantes qui les altèrent et produisent des émanations dangereuses.

Il est du devoir des édiles de chaque commune de faire disparaître autant qu'il est en leur pouvoir ces nombreux foyers d'infection.

Hygiène sociologique. — Mieux vaut assainir un pays que d'échaffauder un système pénible de prophylaxie. (Michel Lévy).

En effet, tous les moyens prophylactiques que nous avons indiqués contre les funestes influences du miasme paludéen, ont une grande ressemblance avec le grand nombre d'onguents que les empiriques conseillent pour le pansement d'une jambe dont les foyers de supuration dépendent d'une nécrose du tibia. De même qu'il est nécessaire pour obtenir la guérison de la jambe malade d'employer le bistouri, la gouge et le maillet, afin d'enlever l'os nécrosé, le séquestre, pour faire disparaître de la plaine du Forez l'intoxication miasmatique et ses conséquences, il faut employer simultanément de grands moyens que nous allons indiquer.

Le dessèchement des marais est peut-être le plus grand bienfait qu'attende l'humanité. (Michel Lévy).

Dans notre étroite sphère d'observation, nous avons pu nous convaincre de la vérité de l'assertion émise par l'éminent hygiéniste que nous venons de citer.

Aussi, sans nous préoccuper des droits des propriétaires d'étangs, droits qu'il ne nous appartient pas d'apprécier et encore moins de juger, médecin exerçant dans la plaine du Forez, nous venons, commandé par la déontologie médicale, planter hardiment le drapeau de l'hygiène sociologique au centre de cette contrée infectieuse, bien persuadé que tous nos confrères qui ont vu de près les désastres causés par le miasme paludéen, non seulement dans toute l'étendue de la plaine, mais encore sur les riches coteaux qui l'entourent, se joindront à nous pour mettre toute leur science, tous leurs talents, toute leur influence au service de l'œuvre humanitaire réclamé depuis si longtemps : l'assainissement.

Pour arriver à ce but important, plusieurs grands moyens doivent être simultanément mis en œuvre. Ce sont : 1° le dessèchement de tous les étangs insalubres et des quelques marais qui se trouvent dans la plaine du Forez ; 2° le curage et l'élargissement, s'il y a lieu, des cours d'eaux principaux destinés à recevoir toutes les eaux ; 3° l'ouverture et le parfait entretien de fossés maîtraux dans tous les thalwegs secondaires pour assurer l'écoulement des eaux vers les cours d'eaux principaux ; 4° la création et l'entretien de fossés secondaires pour l'assainissement des terres. Ces travaux terminés on pourra, comme l'a si bien exposé M. Graeff, établir les canaux d'irrigation destinés à fertiliser le sol, canaux qui sont en voie d'exécution, grâce à l'éminent patronage de S. Exc. M. le comte de Persigny.

D'autres moyens d'une grande importance pour la salubrité sont encore nécessaires, mais il ne peuvent être mis en pratique que progressivement. Tels sont : 1° le drainage pour absorber l'eau du sous-sol ; 2° la culture des terrains exécutée d'une manière plus méthodique ; 3° l'amendement des terres argileuses par la marne ou par la chaux ; 4° les engrais employés en plus grande quantité par suite de la culture des plantes fourragères ; 5° une modification complète dans la construction des habitations rurales ; 6° des plantations d'arbres convenablement disposés et choisis parmi les essences qui réussissent sur les terrains argileux ; 7° l'instruction primaire mise en rapport avec l'agriculture du pays ; 8° il faudrait ajouter le service médical gratuit pour les indigents, si cette philantropique institution n'existait pas déjà. L'institution de la médecine cantonale gratuite que l'on doit à la généreuse initiative de notre ancien préfet, M. Ponsard, rend depuis plusieurs années de grands services et peut, comme c'est son devoir, continuer sa généreuse mission, si les communes rurales ne cherchent pas à en abuser, en faisant figurer sur les listes des indigents, des travailleurs célibataires et très-valides, dont l'indigence n'est que le résultat de l'inconduite ; 9° pour remédier à ce dernier inconvénient, créer dans toutes les communes des caisses de réserve pour les célibataires des deux sexes, dont les fonds versés à la caisse d'épargne la plus voisine seraient toujours à leur disposition quand le besoin se ferait sentir.

Chaque proposition émise ci-dessus nécessiterait de longs développements, pouvant fournir matière à un mémoire spécial, que nous entreprendrons peut-être un jour, à moins qu'une plume plus exercée ne nous dévance.

La question importante de l'assainissement de la plaine du Forez ainsi posée, d'après les règles de l'hygiène sociologique, ne peut avoir sa solution complète qu'autant que les quatre mesures capitales que nous avons énoncées seront prises simultanément dans toute son étendue.

Si l'autorité préfectorale se trouve arrêté encore par le mauvais vouloir de quelques propriétaires d'étangs, elle devra se rappeler ces consolentes paroles qui viennent d'être adressées à MM. les préfets, au sujet des chemins vicinaux, par S. Exc. le ministre de l'intérieur M. le comte de Persigny : « l'Empereur tient à l'amélioration des campagnes plus encore qu'à la transformation des villes, » et demander que cette opération générale soit ordonnée par le gouvernement, qui s'est montré si bienveillant pour la Sologne.

Dans l'intérêt de la science médicale, nous devons pronostiquer que les quelques années qui s'écouleront pendant et après les travaux d'assainissement et d'irrigation seront probablement les plus insalubres de la plaine du Forez. En effet, deux puissantes causes d'affections palustres agiront alors avec une grande énergie : les terres profondément remuées pour l'exécution de ces travaux ; le fond des étangs où séjourne depuis longtemps une grande quantité de vase formée par les divers détritus, se trouvera mis à nu ; exposé à l'action de la chaleur il fournira une plus grande somme d'émanations miasmatiques. C'est alors que les habitants de notre plaine et surtout les ouvriers occupés à ces travaux ne devront pas oublier de mettre en pratique les règles d'hygiène privée que nous avons indiquées. Il devra en être ainsi jusqu'à ce que la culture ait anéanti ces sources d'effluves paludéens, à moins que la science ne fournisse des moyens neutralisants plus efficaces que ceux qui ont été préconisés jusqu'à ce jour.

Quoique nous eussions à redouter quelques accidents individuels, comme cela arrive dans toutes les grandes entreprises, une immense amélioration sanitaire sera obtenue. Alors la plaine du Forez devenue salubre, sera peuplée d'hommes plus vigoureux et plus actifs, qui feront rendre à sa culture tout ce dont elle est capable, au grand avantage non seulement de ses habitants mais encore de ceux de la grande cité industrielle qui l'avoisine.

Peut-être alors encore on verra des sociétés se former pour cultiver, sur une vaste échelle, les propriétés particulières d'une étendue considérable qui recouvrent cette contrée !

Quand tous ces progrès seront accomplis, les médecins qui nous remplaceront dans cette plaine, ne devront pas être aussi sobres que nous d'évacuations sanguines, parce qu'alors le sang des habitants sera aussi riche que celui des colons des contrées les plus salubres.

De plus, le cadre nosologique de notre plaine se trouvera complètement changé.

APPENDICE.

Nous ne saurions terminer la *Topographie médicale* de la plaine du Forez sans parler des plantes médicinales que l'on rencontre en grande quantité dans toute son étendue et surtout aux environs de Feurs. Nous nous astreindrons à citer les principales qui sont par ordre alphabétique lès suivantes :

Ache.
Aigremoine.
Ail.
Alleluia.
Alliaire.
Ancolie.
Armoise.
Arrête-bœuf.
Arroche-fétide.
Arum.
Aunée.
Avoine.
Bardane.
Beccabunga.
Benoite.
Bétoine.
Bette.
Bistorte.
Bouillon-blanc.
Bourrache.
Bourse à pasteur.
Bryone.
Bugle.
Buglose.
Buis.
Caille-lait.
Camomille.
Centaurée (petite).
Cerfeuil.
Cerisier.
Chanvre.
Chardon étoilé.
Chardon à carder.
Chêne.
Chevre-feuille.
Chicorée sauvage.
Chiendent.
Ciguë.
Citrouille.
Clématite des haies.
Coignassier.
Coquelicot.
Cresson de fontaine.
Cynoglosse.
Digitale.
Dompte venin.
Douce-amère.
Eclaire.
Eglantine.
Ellebore pied de griffon.
Epine-vinette.
Eupatoire.
Euphorbe cyparisse.
Euphorbe épurge.
Fenonil.
Filipendule.
Fougère mâle.
Fraisier.
Frène commun.
Froment.
Fumeterre.
Fusain.
Genêt à balai.
Génévrier.
Géranium.
Germandrée.
Gratiole.
Groseiller rouge.
Gui.
Hièble.

Houblon.
Houx.
Joubarbe.
Jusquiame.
Laitue vireuse
Lierre.
Lierre terrestre.
Lilas.
Lin cathartique.
Linaire.
Liseron.
Marronnier d'Inde.
Marrube blanc.
Matricaire.
Mauve.
Mélilot.
Manthe et ses espèces.
Ménianthe.
Mercuriale annuelle.
Mille-feuille.
Mille-pertuis.
Morelle-noire.
Mouron rouge.
Narcisse des prés.
Nénuphar.
Nerprun.
Nielle.
Noyer.
Nummulaire.
Orge.
Origan.
Orme pyramidal.
Ortie.
Oseille sauvage.
Paquerette.
Pariétaire.
Passerage.
Patience.
Pavot.
Pêcher.
Pensée sauvage.
Persicaire.
Persil.
Pervenche.
Peuplier.
Phellandrie.
Pin.
Pissenlit.
Plantain.
Pomme de terre.
Pommier.
Pomme épineuse.
Potentile argentine.
Prêle.
Primevère.
Prunellier.
Pulmonaire.
Pulsatille.
Raifort.
Renoncule.
Reine des prés.
Renouée.
Ronce.
Rosier.
Salicaire.
Sanicle.
Saponaire.
Sauge.
Saule.
Scabieuse.
Scolopendre.
Scrophulaire.
Seigle.
Séneçon.
Serpolet.
Souci.
Sureau.
Tilleul.
Tormentille.
Tue-chien.
Tussilage.
Valériane.
Vélar.
Véronique.
Verveine.
Vcisse de loup géante.
Vigne.
Violette.

FAIS CE QUE DOYS,
ADVIENNE QUE POURRA.

TABLE DES MATIÈRES

St-Etienne, imp. ve Théolier et Cie.

www.ingramcontent.com/pod-product-compliance
Ingram Content Group UK Ltd.
Pitfield, Milton Keynes, MK11 3LW, UK
UKHW020254250726
13967UKWH00004B/1679